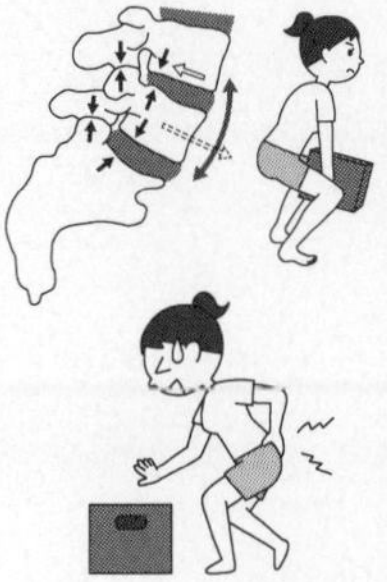

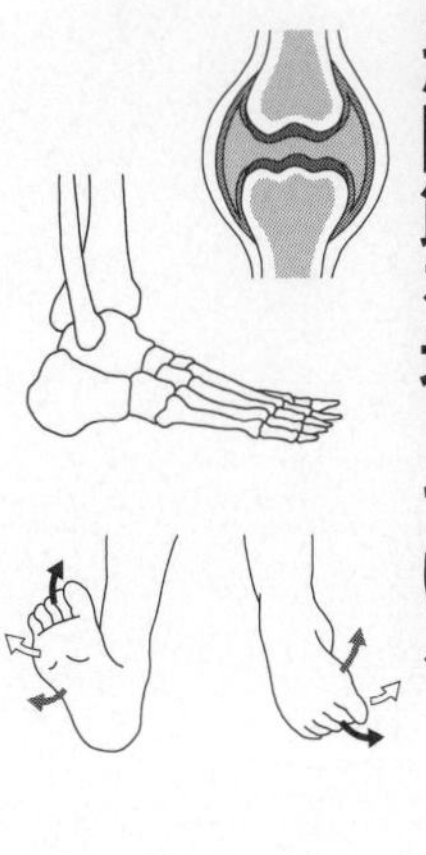

図解 カラダを痛めない 関節・皮膚体操

その運動・生活習慣が関節を壊している！

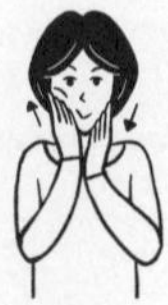

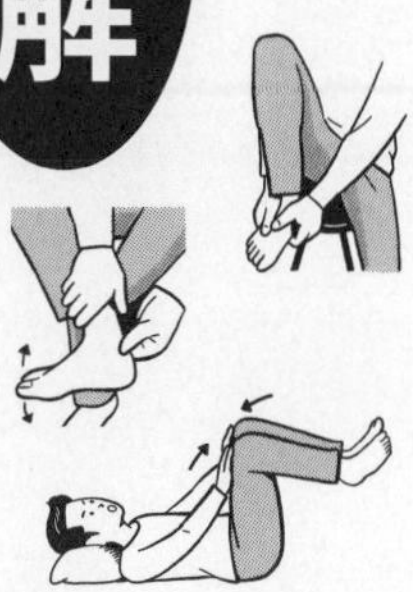

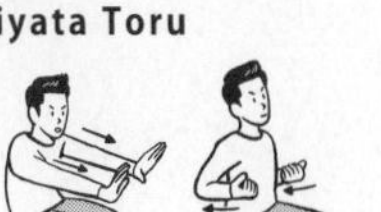

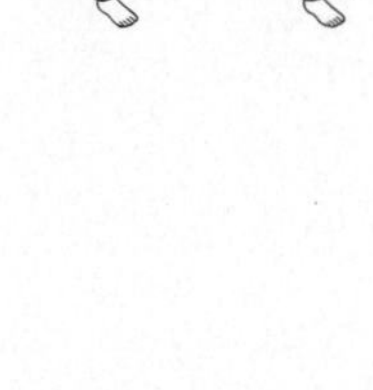

宮田トオル
Miyata Toru

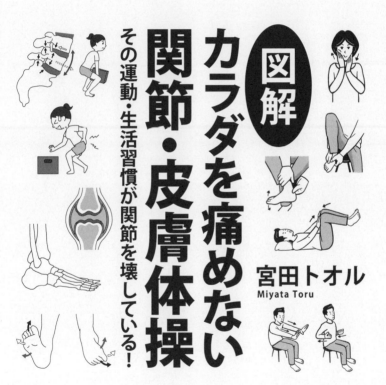

さくら舎

目次◎図解 カラダを痛めない関節・皮膚体操

第1章 体が柔らかすぎても関節は壊れる

第2章　関節は運動で壊れる

第3章　関節はこんな形で機能している

4、スポーツでのパフォーマンス向上を図るための皮膚体操

第5章　関節が壊れる生活・運動習慣とその対策

第6章　関節を壊すやってはいけないトレーニング法とその対策

図解 カラダを痛めない関節・皮膚体操

――その運動・生活習慣が関節を壊している！

第1章

体が柔らかすぎても関節は壊れる

1、体は柔らかければいいわけじゃない

見よう見まねのエクササイズは故障を招く

最近ではフィットネス、エクササイズに関する情報がテレビや雑誌、SNSなどを通じて簡単に手に入るようになりました。その反面、見よう見まねで運動に手を出し、骨折などの事故につながるケースも増えてきています。**的確な動作を心がけないと、かえって故障につながってしまうのです。**とくに高齢の方は注意が必要です。というのも、テレビやインターネット上の動画サイトで体を動かしているモデルのほとんどは、若い人たち。しかも彼らは十分に準備運動もした上で本番に臨んでいることを、頭の片隅に入れておきましょう。

体の歪《ゆが》みにも気をつけたいところです。**体に歪みが起きている状態で運動すると、関節を痛めてしまうことがあります。**まずはウォーミングアップ（準備運動）で関節や筋肉を

本来の状態に戻すようにしましょう。

この本はビギナー向けに著したものです。見よう見まねで運動することによるトラブルを防ぐことを第一に考え、運動やトレーニング法を紹介する際には細心の注意を払っています。少しでも危険性のある運動やトレーニング法については、事前に行うウォーミングアップもあわせて掲載しています。安心して取り組んで下さい。

体はすべての部分が連動している

体の柔らかさとは、関節の可動性（モビリティ）、つまり関節が自然に動く範囲の広さのことです。筋肉や関節包《かんせつほう》、靱帯《じんたい》、腱《けん》などの状態に加え、大脳や脊髄《せきずい》のコントロールシステムとも連携し、関節が自然に動く範囲は規定されます。また、心理―生理的抑制と活性化プロセスも影響しています。

関節には、可動性のほかに安定性（スタビリティ）という評価軸もあります。安定性が適切であればいいのですが、なかには「ハイポモビリティ（可動性が低下した状態）」、「ハイパーモビリティ（可動性が高すぎ、過剰に動く状態）」とよばれる状態のものもあります。

関節の可動範囲を超えて動く場合、その関節には「ルーズジョイント」の恐れがあります。

ルーズジョイントとは、つながりがゆるい関節のこと。そう聞くと、「柔軟性があっていい」と受け取られる方もいるかもしれません。しかし、じつはそうではないのです。**ルーズジョイントは関節を支持する組織が弱くなり、機能していない状態。**生まれつき靭帯のゆるい人もいて、遺伝性との関連も指摘されています。**周囲の組織がしっかり支えられないと、関節は正しい滑りや転がり、また「連動」ができなくなります。**

なかでも「連動」は体を動かすときに非常に重要です。じつは、体のすべての部分は、**図1**のように**「キネマティックチェーン（運動学的連鎖）」**によって機能的に連結し、連動しています。つまり、**ある部位に異常が起きると、関連するほかの部位にも影響が及ん**

図1 キネマティックチェーン

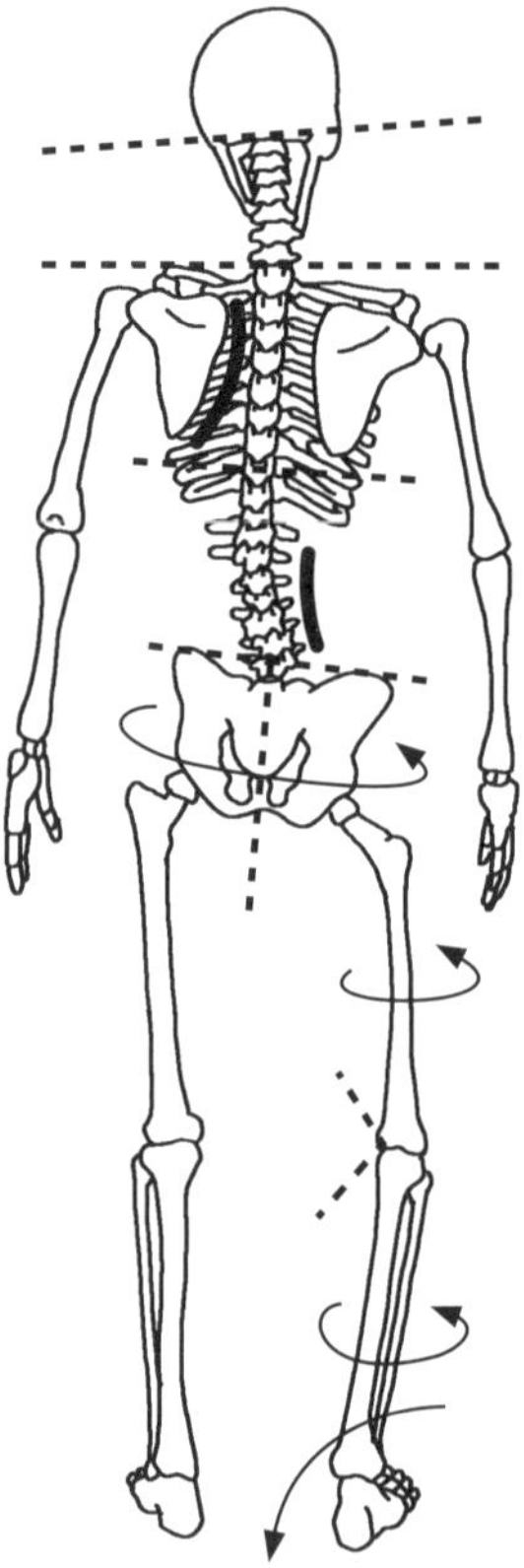

でしまうのです。

機能的な障害が筋肉や神経、骨格のどれかひとつにでもあれば、体のどこかで姿勢に異変が生じます。関節は筋肉の緊張や萎縮、機能低下によって不安定になったり、可動域が制限されたりするようになります。

筋肉は部位別の独立組織と思われがちですが、じつのところは、筋膜のネットワークを通じて、全身で機能的に連動しているのです。

キネマティックチェーンによる姿勢の変異の一例を挙げてみましょう。たとえば、下肢《かし》（下半身）に機能異常が起こるとします。すると、骨盤《こつばん》→脊椎《せきつい》→上肢《じょうし》（上半身）→顎関節《がくかんせつ》の順に変化が連鎖することがあります。反対に顎関節や頸椎《けいつい》に異常が起こると、それが胸椎《きょうつい》へと連動し、側彎《そくわん》（背骨が左右に彎曲した状態。背骨自体のねじれを伴うことがある）や腰痛を起こす場合もあるのです。

キネマティックチェーンを理解できれば、体の痛みの「真の原因」になっている部位を探し出すことも可能。**機能異常が連鎖していく「負のスパイラル」を防ぐためには、それぞれの関節のまわりにある筋肉を強化し、関節を支える「支持力」を高めることが効果的**です。

関節が柔らかすぎると運動能力が低下する？

私はこれまでプロアスリートをはじめ、多くの方々の体づくりに携わってきました。

以前、有名なプロゴルファーのコンディショニングを担当したときのことです。その選手はケガの予防のために、練習や試合前は必ず入念なスタティックストレッチを日課にしていました。スタティックストレッチとは、同じ姿勢を保ち、筋肉をじっくり伸ばす運動法のことです。

しかし、選手自身やコーチの話によると、いつも前半は調子が悪い。ところが、後半になると飛距離も伸びショットの精度も安定するというのです。

私はさっそく、この選手の体をチェックしてみました。すると、いくつかの関節で可動性の高さが確認できました。

ゴルフのように瞬発力が要求される種目では、しなやかな動きのなかで筋肉をいかに効率よく連動させるかが問われます。しかしじつは、**ストレッチによって組織を伸ばしすぎると、エンジンがかかるまでに時間がかかるようになってしまうことがある**のです。試合前半がしっくりこないまま終わるのは、そのせいなのかもしれないと私は考えました。

最近では、プレーの前にダイナミックストレッチ（ダイナミックな動きによる動的体操）

を行うケースが増えています。そこで私はこの選手に、従来のスタティックストレッチの時間を減らし、最初に縄跳びをするようにすすめました。縄跳びには全身の筋肉を効率よく稼働させ、収縮させる働きがあり、体のエンジンにスイッチを入れる効果があるためです。また、ゴルフにとって大切な重心の位置の調整もしてくれます。

その結果、この選手は前半から飛距離も出せるようになり、ショットの精度も安定しました。

これまで運動やスポーツでケガの心配がある場合、準備運動としてストレッチや柔軟体操を行っていました。しかし、近年のスポーツ医科学界では「ストレッチや柔軟体操をしても、ケガの防止にはつながらない。柔軟性が高いと、ケガの発生率はむしろ高くなる」という報告もあります。

体は柔らかければ柔らかいほどいいわけではありません。障害やケガの発生率を抑えるためには、「各関節の〝正常な〟動き」が必要なのです。

あなたの関節のゆるみ度は？

一見体が柔らかいように見える人が、じつは「関節がゆるすぎる」「弛緩しすぎている」

こともあります。ルーズジョイントの弊害については18ページで述べた通りです。
では、あなたの関節の「ゆるみ度（弛緩性）」をテストしてみましょう。24～25ページの設問があなたの体に当てはまるか、チェックしてみて下さい。

あなたの関節のゆるみ度はいかがだったでしょうか。各関節ごとのテストで陽性になったところがあれば、それが「ゆるい」関節になります。つまり**その関節を支える力、「支持力」を高める筋肉を鍛え、関節を守る努力が大切**です。

日頃の生活のなかでも、自然に関節が「過伸展（伸びすぎ）」している場合もあります。たとえば、手をついたときにひじが反りすぎてしまったり、歩くときにひざの関節が後面に入りすぎ（逆方向に曲がりすぎ）てしまうなどです。また、ストレッチやヨガ、ピラティスなどの柔軟性を高める動作は、ある程度の「制限」が必要です。

反対に、「④脊椎テスト」において前屈したとき指先が床につかない人は、柔軟性を高める運動が必要。このように、**個人に合った体操や運動、トレーニングを選ぶことが、関節を守り、能力を向上させることにつながっていきます。**

ゆるすぎる関節は病気であることも

あまりに関節がゆるい場合、それは病気である可能性もあります。代表的な病気を紹介します。

▽過剰運動症候群

通常より関節の可動域が広いことから、複数の関節に機能障害が生じる難病。シンガーソングライターの宇多田《うただ》ヒカルさんが２０１９年に「診断された」と公表し、それ以来、この病気は多くの人に知られるようになりました。

過剰運動症候群は、関節周辺になんとなく違和感を感じるのに、精査をしてみてもその原因がわからない、という不定愁訴《ふていしゅうそ》で始まります。進行すると、関節の脱臼《だっきゅう》や変形などが起こる場合があります。

いまのところ、この病気の原因はわかっていません。関節の支持力の低下や関節痛の症状改善には個人差があります。治療法は対症療法が中心になります。

関節ゆるみ度（弛緩度）テスト

●テスト方法●

・各関節ごとに表記された内容ができた場合は陽性になります。

・両側チェックの関節については、表記された内容ができた側が陽性になります。両側できたら両側陽性です。

①足《そく》関節のゆるみ度（両側チェック）

ひざを曲げた状態で足関節を45度以上、上に上げる（背屈）ことができる。

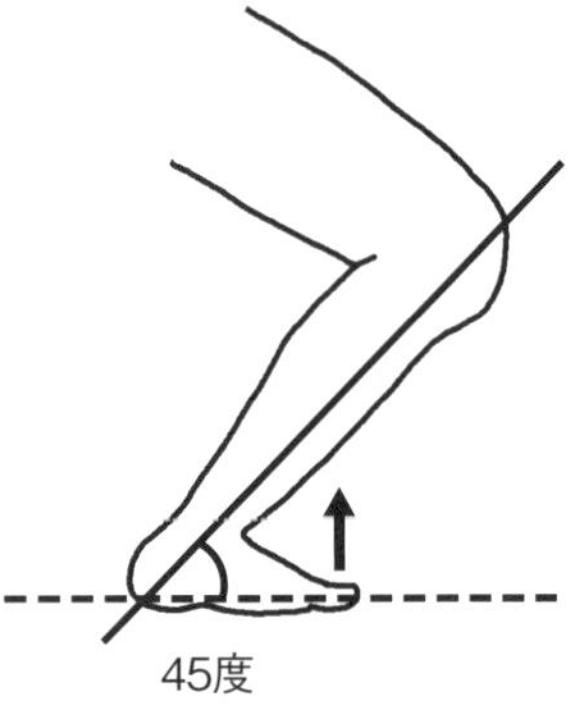

②膝《しつ》関節（両側チェック）

ひざを10度以上逆方向に曲げることができる（過伸展）。

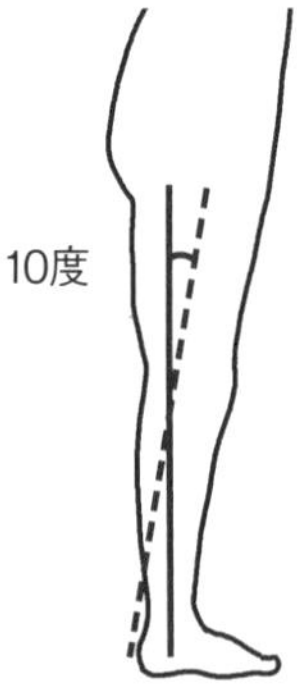

③股《こ》関節

立ったままの姿勢で股関節外旋（つま先を外側に向ける）をした際、両脚の角度が180度以上ある。

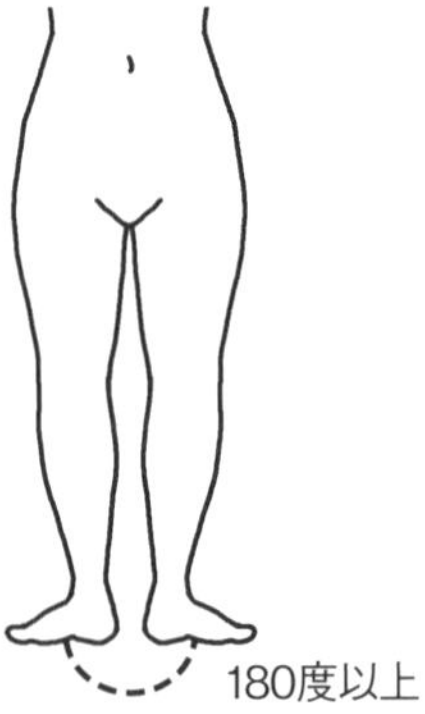

④脊椎

前屈して手のひらが床にぴったりつく。

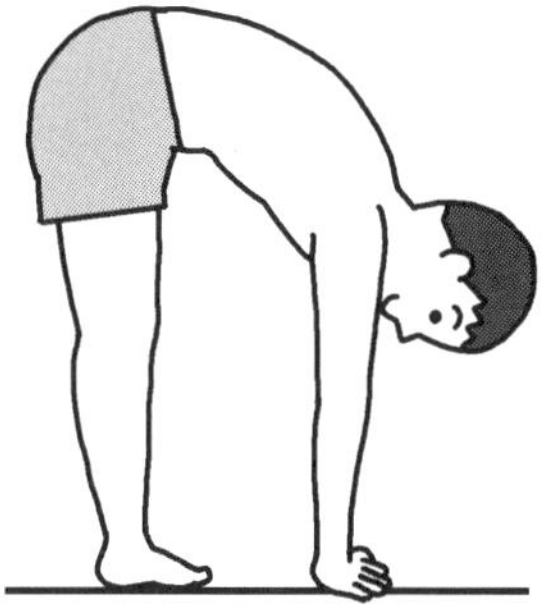

⑤肩《かた》関節
(両側チェック)

背中の後ろで指がつかめる（上げたほうの肩関節が対象)。

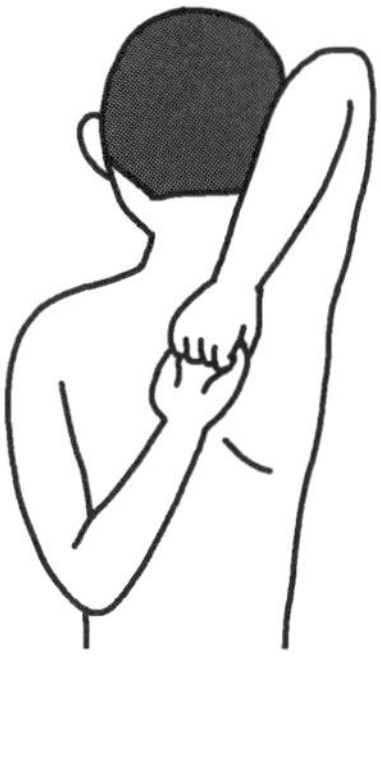

⑥肘《ちゅう》関節
(両側チェック)

ひじを伸ばすとき、反対方向に15度以上曲げられる（過伸展)。

※ひじが反ってしまう。

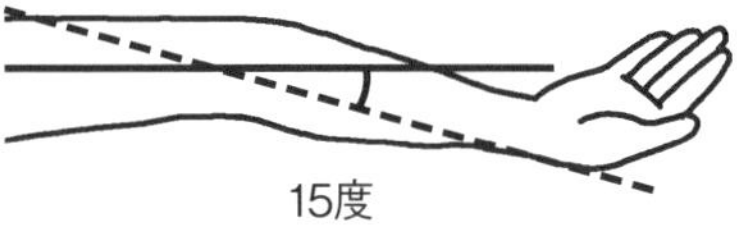

⑦手《しゅ》関節
(両側チェック)

手首を曲げると、手のひら側に親指がつく。

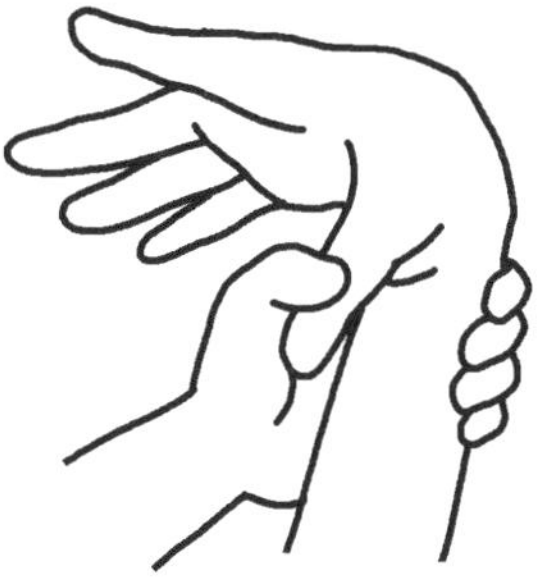

引用：関節弛緩性テスト（中嶋ら 1984)

▽猿手《さるで》（内反肘《ないはんちゅう》）

猿手とは、腕を前に伸ばし手のひらを上に向けて、左右の小指をくっつけたとき、ひじの関節が直線より外側に曲がる状態。両ひじの内側がつく場合もあります。

ひじはそもそも、10～20度ぐらいは外側を向いているものです。外見では大きな差がなくても、猿手の症状は深刻。尺骨《しゃっこつ》神経（ひじの神経のひとつ）が引っ張られ、痛みやしびれを感じます。ひどい場合、麻痺《まひ》を起こすこともあります。

通常は手術せずに回復を待つ、保存療法が取られます。麻痺がひどかったり、指を動かしにくい症状が強かったりする場合は、整形外科の受診が必要です。

また、25ページの関節ゆるみ度テスト⑥でひじの伸展角度が15度以上だった人は、「反張ひじ」の疑いがあります。15度以上曲がっているときにはひじ頭部に痛みが出ます。ひじを伸ばしすぎないことに注意し、上腕二頭筋の強化など、支持力を高める運動を行いましょう。

▽反張ひざ

関節ゆるみ度テストで膝関節を10度以上逆方向に曲げることができる場合、反張ひざの可能性があります。太ももの表裏の筋肉（大腿四頭筋《だいたいしとうきん》、ハムストリングス）の柔軟性や筋力差がアンバランスだったり、ひざを後方へ押し込むような動作をくり返したりすることにより起こります。

反張ひざだと自覚したら、まずはひざを後方へ押し込まないよう注意しましょう。

▽ルーズショルダー（動揺肩）

ルーズショルダーは肩関節が異常にゆるくなり、いろいろな方向に向けて不安定性が生じる状態。回旋筋腱板《かいせんきんけんばん》（肩甲骨《けんこうこつ》と上腕骨《じょうわんこつ》をつないでいる４つの筋肉の腱の総称）の機能が低下し、ゆるみが起こる症例もあります。肩甲胸郭《けんこうきょうかく》関節（肩甲骨と肋骨《ろっこつ》の間にある関節）の機能低下が関係することもあります。肩甲胸郭関節は、肩関節の動きの土台となる部分。土台が不安定になれば、肩関節も不安定になるのは当然です。

初期症状として、軽度の運動や日常動作でも肩に違和感が生まれ、痛みやうずきを感じるようになります。症状が悪化すると、肩だけでなく周辺の部位にも不快感や倦怠《けんたい》感を感じます。

回旋筋腱板のトレーニングを行うとともに、胸の筋肉（大胸筋《だいきょうきん》）や背中の筋肉（広背《こうはい》筋《きん》）の柔軟性を向上させましょう。ベンチプレスやチンニング（懸垂《けんすい》）など、ジムワークをしている人は負荷をあまりかけず、筋肉を動かす程度に抑えて下さい。

2、各関節のリカバリー法と支持力強化法

関節はふだんから歪んでいる

関節がゆるみすぎないようにするには、まわりの筋肉を鍛える「支持力強化運動」を行う必要があります。しかし関節は、生活習慣や歩き方の癖などにより、ふだんから歪みが生じていることがあります。そのため、支持力強化運動を始める前に、関係する関節のリカバリーをしておきましょう。つまり、歪みをとって関節を自然な状態に回復させるということです。**歪んだままの状態で支持力強化運動をしても、期待するような効果は望めません。**

とくに、足関節の機能障害はキネマティックチェーン（18ページ参照）が大きく影響しているため、しっかりしたリカバリーが必要です。

私自身も、以前ランニング中に道路の側溝に足を取られ、剥離《はくり》骨折をした経験がありま

す。靭帯の損傷がひどかったので、いまでも気がつくと足首は内側（内反）を向いています。剝離骨折後、足の親指の筋力低下が起こり、外反母趾《がいはんぼし》になってしまいました。苦い経験です。

　では、部位ごとにリカバリー法と支持力強化法を見ていきましょう。

図2 足の甲ほぐし

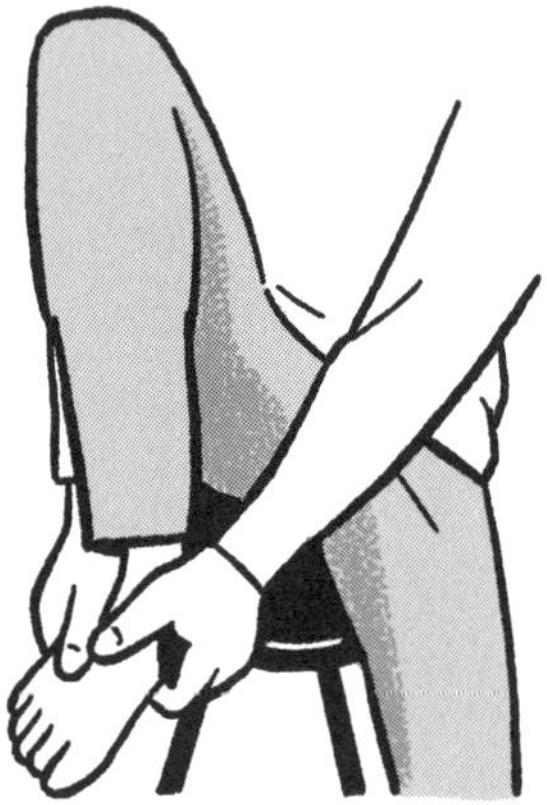

（1）足関節と足指

リカバリー法

▽足の指回し

右足の指をそれぞれ引っ張りながらゆっくりと回します。左右各12回ずつ。

▽足の甲ほぐし《図2》

右足の甲を包みこむように保持し、優しくもむように中足骨《ちゅうそっこつ》をほぐします。左足も同様に。

▽**足首回し**

右足首を右手の親指と小指を合わせるように保持。左手を使い足首の内回し、外回しを各12回ずつゆっくりと。左足も同様に。

▽**アキレス腱戻し**《図３》

右のアキレス腱を左の指でつまむように持ち、足を上下にゆっくりと動かします。６回動かしたらつまむ場所を少し上にずらし、また６回動かします。そのあとまたつまむ場所を少し上にずらし、計３つのポイントを押さえて行います。左アキレス腱も同様に。

図3 アキレス腱戻し

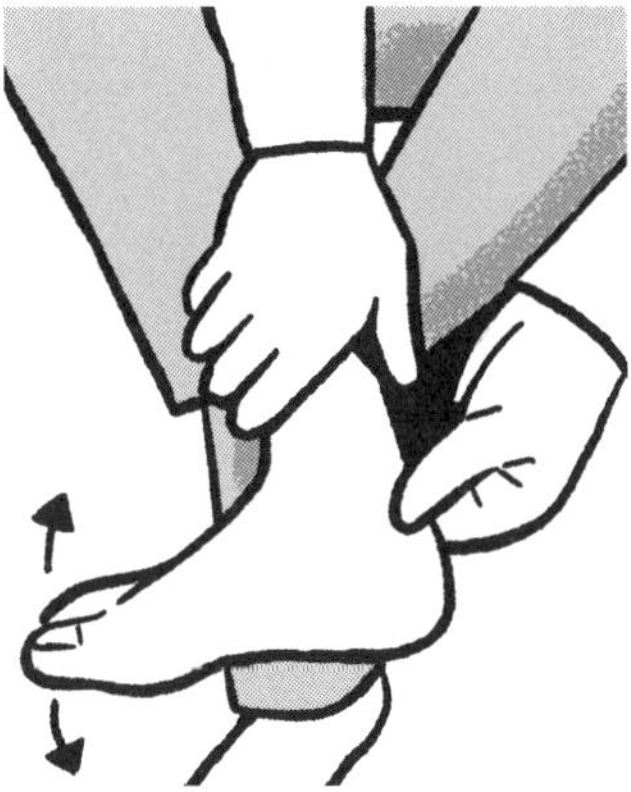

支持力強化法

▽**足指キャッチ**

椅子に座り、足指を使いモジモジと床をつかむように動かします。12回２セット。

※入浴中でも効果的です。

▽ひとりジャンケン

左右の足指を使いジャンケンをします。はじめは右足でグー、チョキ、パーのいずれかを出し、左足でそれに勝てるものを後出しします。グーは指をぐっと握った状態、チョキは親指を上に、ほかの4本の指を下に向けた状態、パーは指を開いた状態です。5回くり返したら、次は左右を変えて同様に5回。そのあと、さらに後出しで負けるように、左右5回ずつやってみて下さい。

※脳の活性化にも効果的です。

図4 前脛骨筋の運動

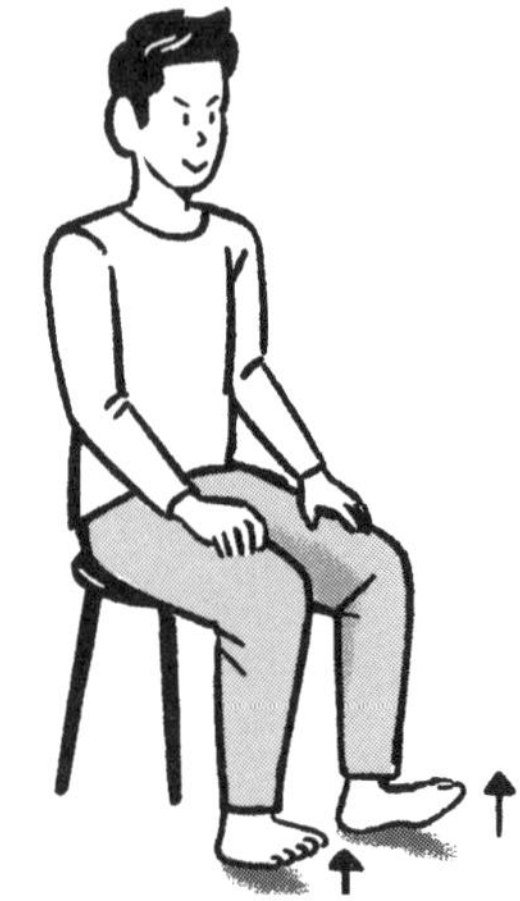

▽前脛骨筋《ぜんけいこつきん》の運動《図4》

椅子に座り、ひざと股関節を90度に曲げます。かかとを床につけたまま、両つま先を5秒かけてゆっくり上げ、その状態を3秒キープ。そのあと、4秒かけてゆっくり下ろしま

図5 後脛骨筋の運動

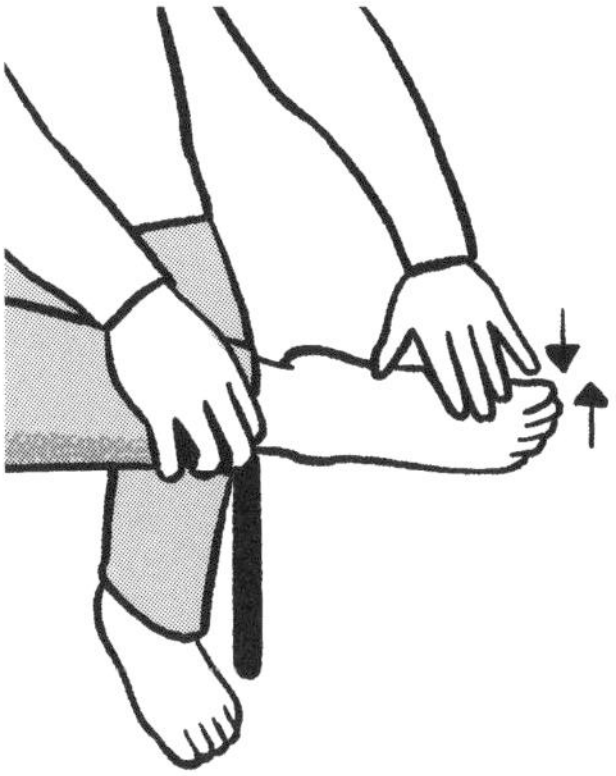

図6 腓骨筋の運動

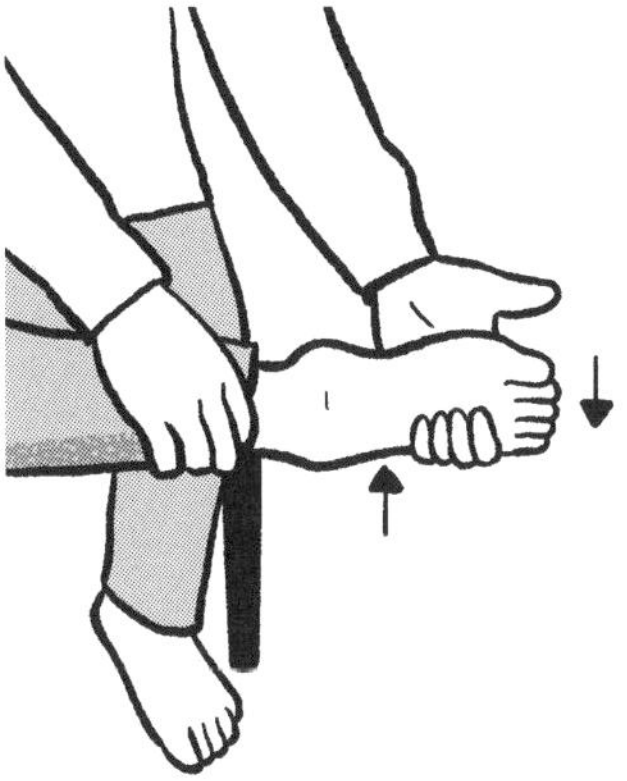

す。15回を2セット。
※つま先を上げるときに、指が上に反らないよう注意すること。

▽後脛骨筋《こうけいこつきん》の運動《図5》

椅子に座った姿勢で右足を左脚の上に乗せます。右手で右足を固定。右足を上（親指側）に動かすように力を入れ、左手で受け止めます。右足と左手で押し合うようになります。10秒×12回。左右を変え同様に。
※力を入れているときは息を止めないこと。

▽腓骨筋《ひこつきん》の運動《図6》

図5と同様の姿勢をとり、左手は右足の外側（小指側）に添えます。右足のつま先を外

側（小指側）に動かすように力を入れ、左手で受け止めます。右足と左手で押し合うようになります。10秒×12回。左右を変え同様に。

▽**足関節のコーディネート**《図7》

右片脚立ちになって、両ひじを90度に曲げます。バランスを取りながら、左右の腕をゆっくり振ります。呼吸を止めないこと。30秒間を2セット。反対の脚でも同様に。

※足関節を安定させるために、立っている足裏の内側ラインを意識しましょう。

図7 足関節のコーディネート

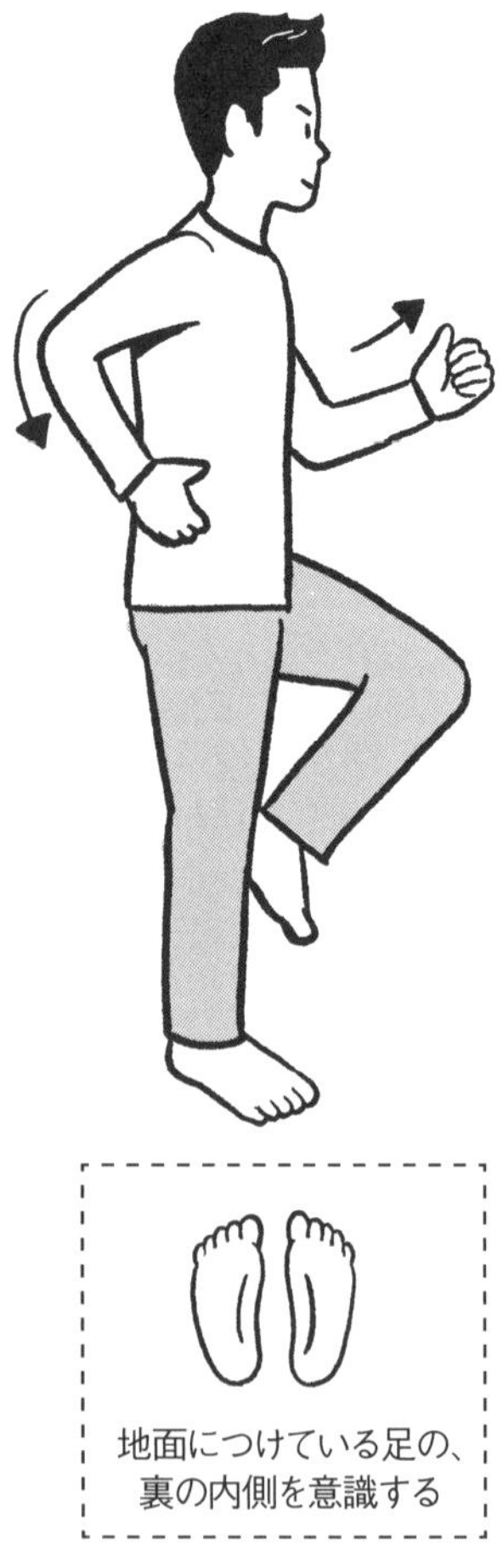

(2) 膝関節

リカバリー法

▽腸腰筋《ちょうようきん》のストレッチ《図8》

障害物のない広くて平らな場所で、椅子の背などにつかまって体を支え、右ひざを曲げます。右のお尻の筋肉（殿筋《でんきん》）を使い、後方へ右脚を上げたら、右手で足首をつかみ後方へとさらに上げます。呼吸を止めずに12秒キープ。反対の脚も同様に。

※脚を後方へ上げる際に腰が反らないよう注意。かかとと臀部《でんぶ》は５～７㎝ほど離し、つけないようにしましょう。

図8 腸腰筋のストレッチ

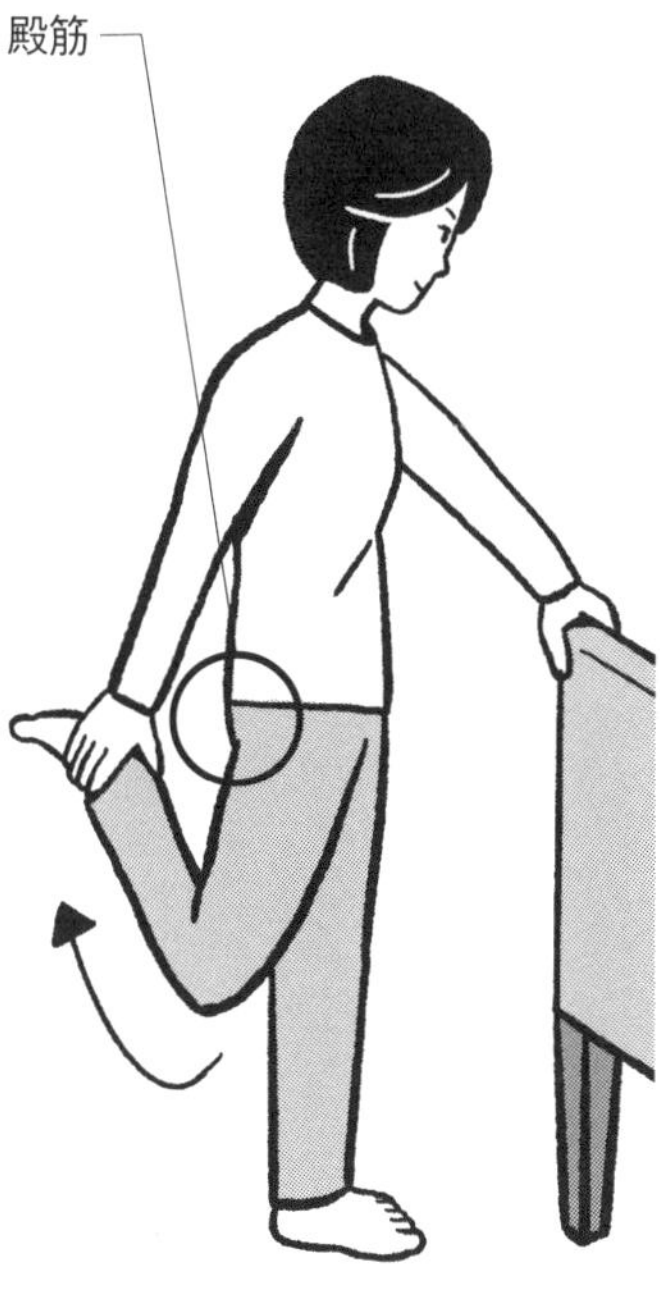

殿筋を使って、脚を上げる。

図9 ハムストリングスのストレッチ

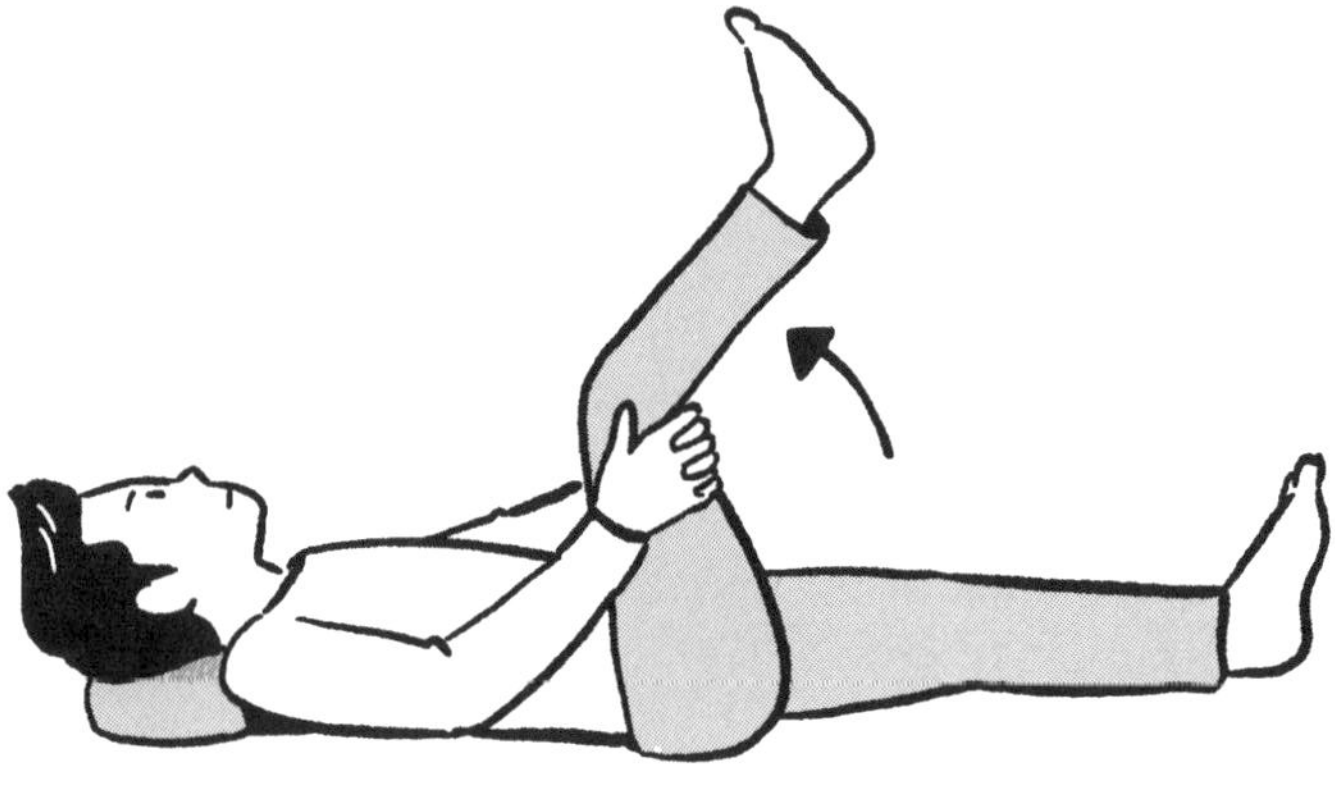

▽ハムストリングスのストレッチ《図9》

仰向けになり、右脚のひざ裏を持ちます。ゆっくり息を吐きながら、つま先をまっすぐにしたまま、右脚を引き寄せます。12秒キープ。次につま先を外側に向け同様に。最後はつま先を内側に向けて行います。

※3方向でやることで、ハムストリングスの内側（半腱様筋《はんけんようきん》、半膜様筋《はんまくようきん》）と外側（大腿《だいたい》二頭筋《にとうきん》）を伸ばすことができます。

▽ひざの皮膚体操

右ひざの上（もも側）に右手を当て、下（すね側）には左手を当てます。ひざ周辺の皮膚を伸ばすように各手を上下に移動。皮膚が最大に伸びたところで12秒キープ。反対のひざでも同様に。

※皮膚の移動中に手がずれると「さする」動作になってしまうのでずれないように。皮膚を「動かす」のがポイントです（１２９ページ参照）。

▽膝蓋骨《しつがいこつ》（お皿）の運動

右ひざを完全に伸ばし、太ももの力を抜きます。両手で膝蓋骨をつかみ、上下に動かします。次に左右へ。各12回ずつ。

※太ももに力が入っていると、膝蓋骨は動きません。膝関節の伸びが不十分でも同様です。

支持力強化法

▽内側広筋《ないそくこうきん》の運動《図10》

椅子に腰かけ、ひざと股関節を90度に曲げます。足を床につけたまま、右ひざを、５秒かけてゆっくり伸ばしましょう。このとき、つま先は外側に向けます。完全に伸びたところで３秒キープ。４秒かけてゆっくり戻します。左右交互に５分間行います。

※変形性関節症などでひざの伸びが悪い人も、最大限に伸ばすようにしましょう。

図10 内側広筋の運動

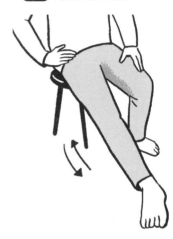

図11 内転筋群の強化運動

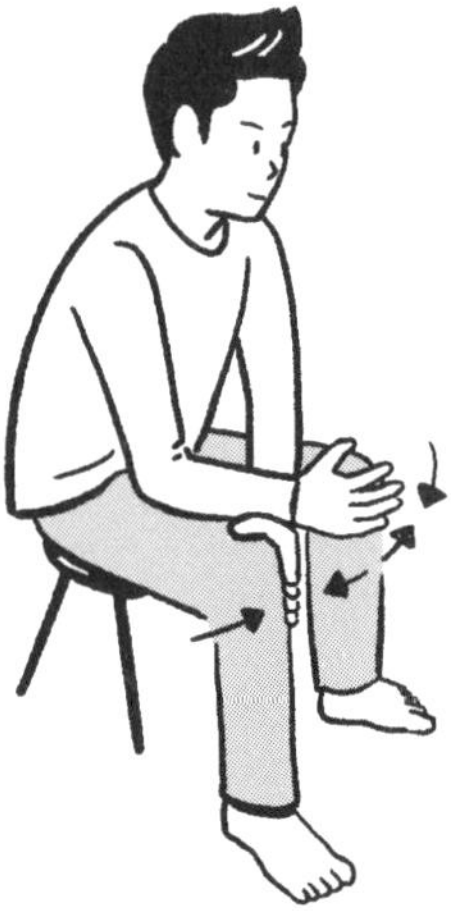

▽内転筋群（大内転筋、長・短内転筋、薄筋《はっきん》、恥骨筋《ちこつきん》）の強化運動《図11》

椅子に腰かけ、ひざ、股関節を90度に曲げます。右ひざの内側に左手を、左ひざの内側に右手を当てます。ゆっくり息を吐きながら両脚を閉じ、それを手で受け止め、手とひざで押し合います。8秒キープ×10回。手のクロスを左右変えて同様に。

⑶股関節

リカバリー法

▽ジグリング（貧乏ゆすり）

椅子に浅く腰かけ、ひざを90度に曲げ、左右交互に30回ずつ足のかかとを上げて、リズミカルに動かします。これを2回行います。

▽仙腸関節の皮膚体操《図12》

左右の仙腸関節（１０６ページ）の延長線上に手を当てます。まずは骨盤周りの皮膚を左右均等に各15回ずつ動かします。続いて体の左右に痛い箇所がある場合、痛い側に向かって皮膚を15回移動します。

▽股関節の筋膜ストレッチ《図13》

仰向けになり、全身の力を抜きます。左右の脚を交互にモジモジしながら骨盤に引きよせます。左右各10回。続いて右脚をゆっくり引き寄せたら5秒キープ。左脚も同様に引き寄せてキープします。左右交互に各10回ずつ行います。

※右側の腸腰筋が硬い人は左脚を引き寄せる際に左ひざが曲がってしまいがち。曲がらないよう注意してしっかり引き寄せます。

図13 股関節の筋膜ストレッチ

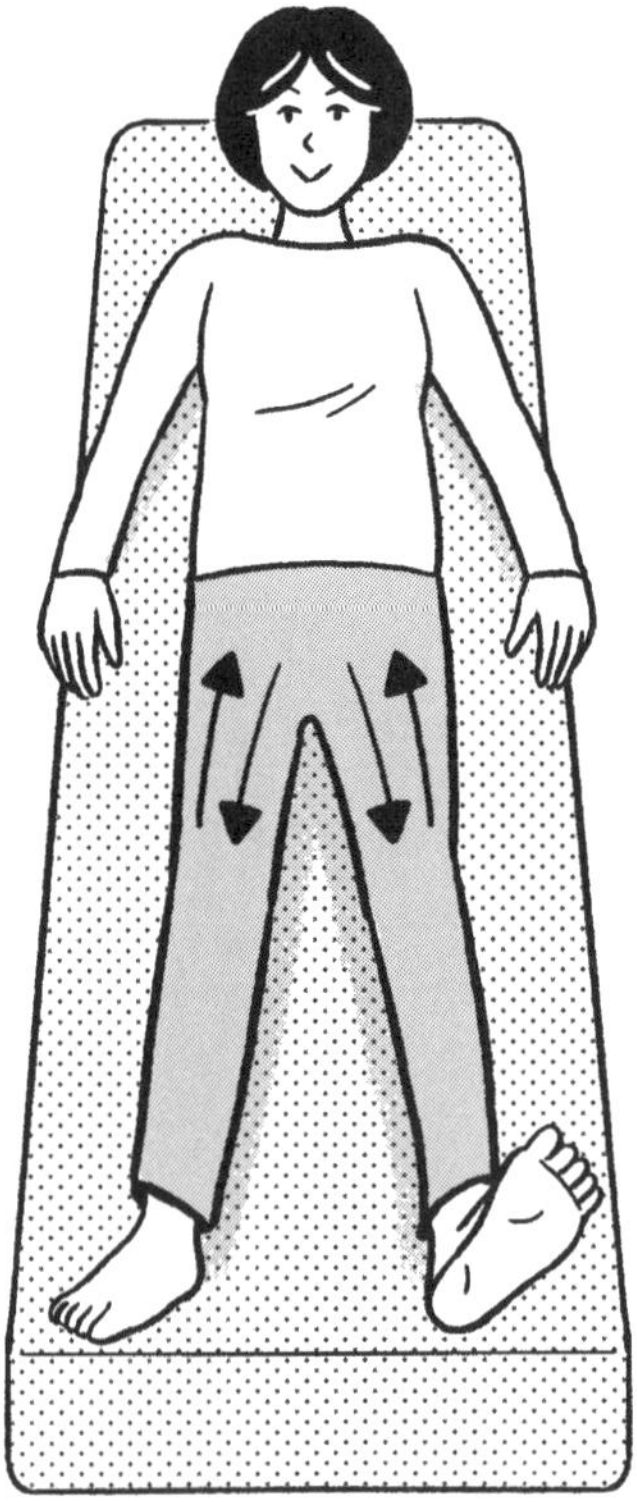

図12 仙腸関節の皮膚体操

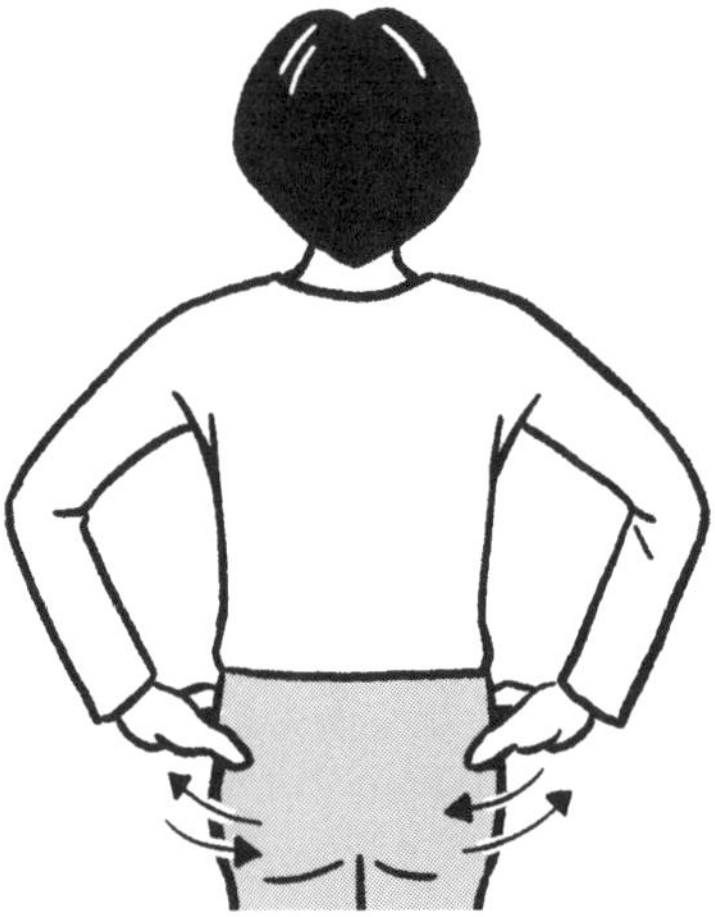

支持力強化法

▽腸腰筋の支持力強化法《図14》

仰向けになり、股関節とひざを90度に曲げます。ひざに手を当てます。両脚をおなかのほうに引き寄せ、それを両手で受け、押しとどめます。脚と手の押し相撲のようになります。ゆっくり息を吐きながら5秒キープ。12回×2セット。

▽中殿筋《ちゅうでんきん》の支持力強化法《図15》

左を向いて寝た姿勢で両脚を伸ばします。右の骨盤と右肩が後ろに傾かないよう固定。4秒かけながらゆっくり右股関節、右膝関節を90度に曲げ、3秒かけながらゆっくり戻します。10～20回×2セット。反対側も同様に。

図14 腸腰筋の支持力強化法

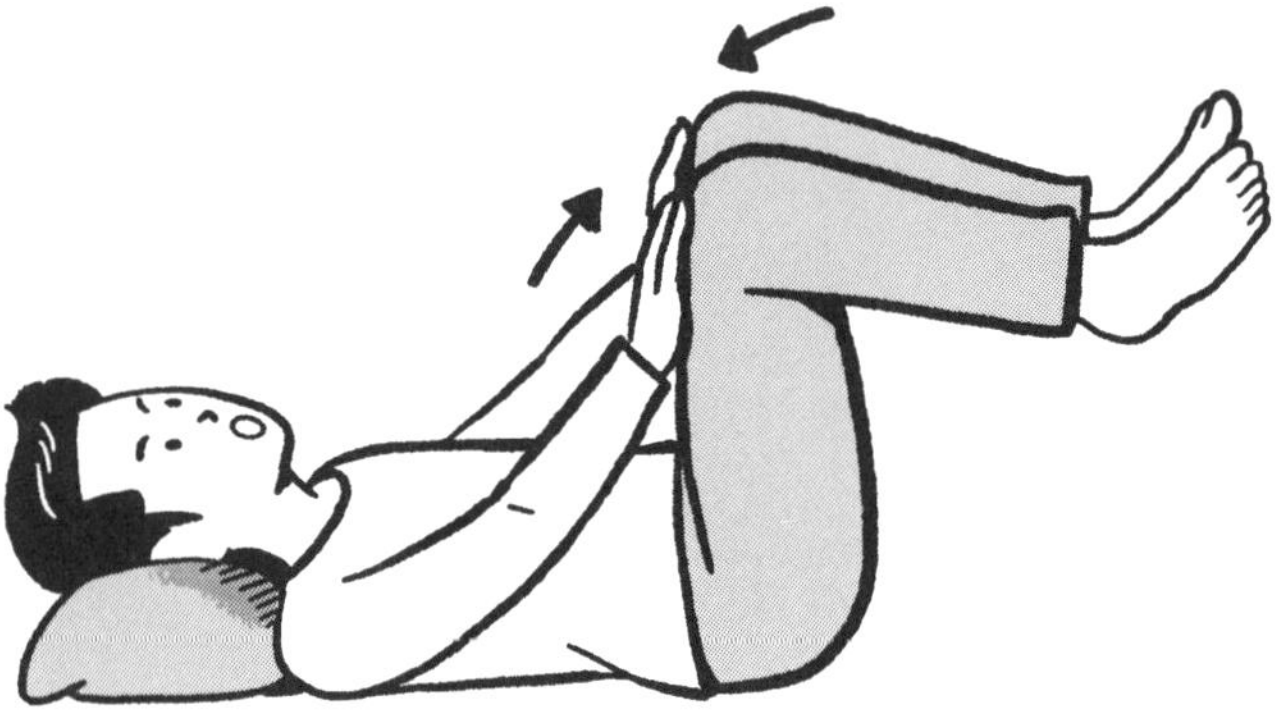

図15 中殿筋の支持力強化法

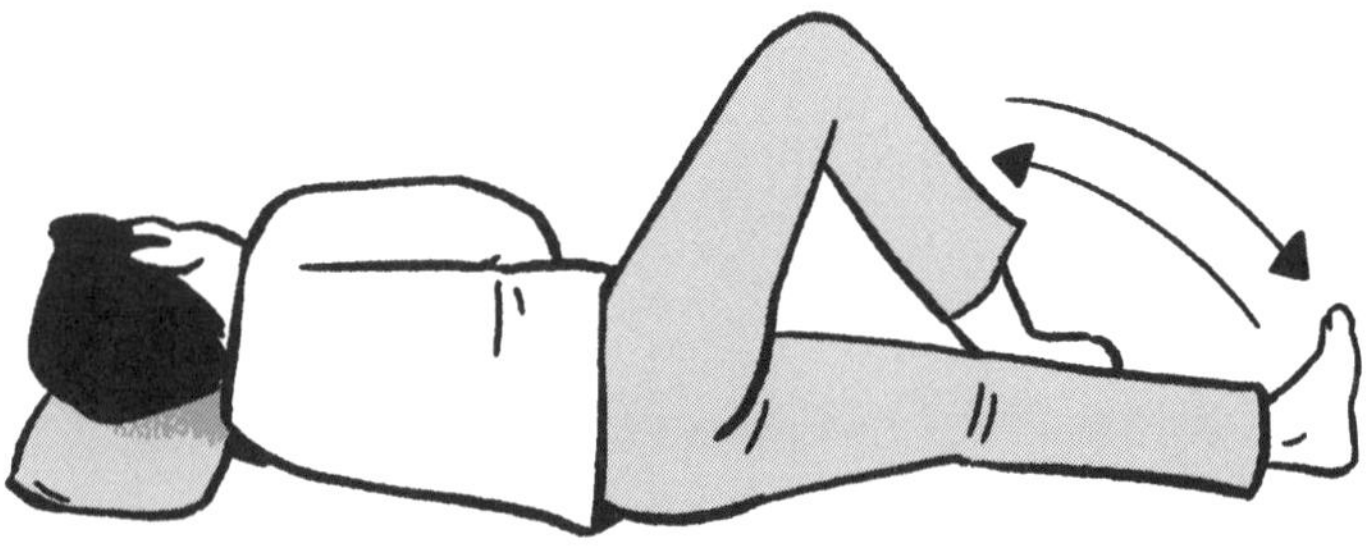

(4)脊椎

リカバリー法

▽**脊椎のゆらぎ運動**《図16》

仰向けになり、全身脱力。骨盤をゆっくり左右バランスよく小刻みに動かします。20秒間。

※動作中は呼吸を止めず自然に。

図16 脊椎のゆらぎ運動

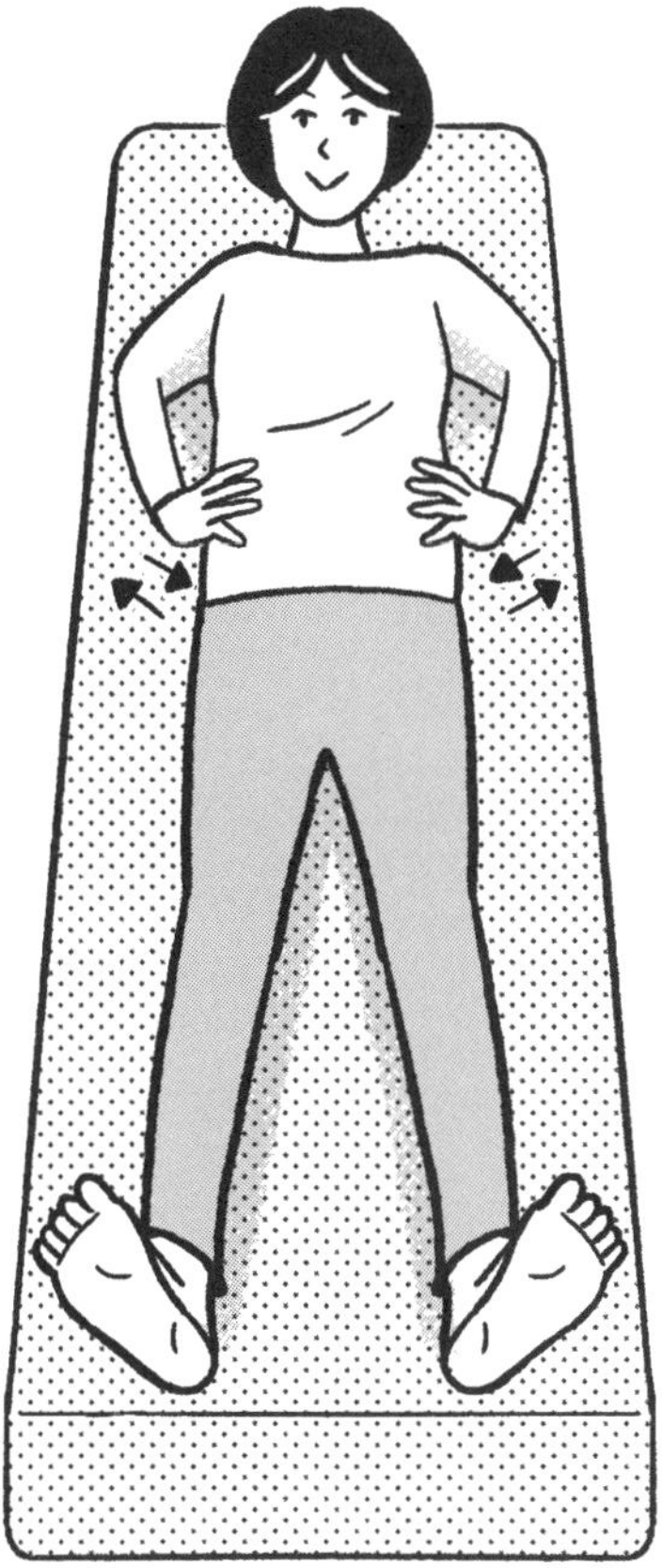

図17 骨盤前傾＆後傾運動

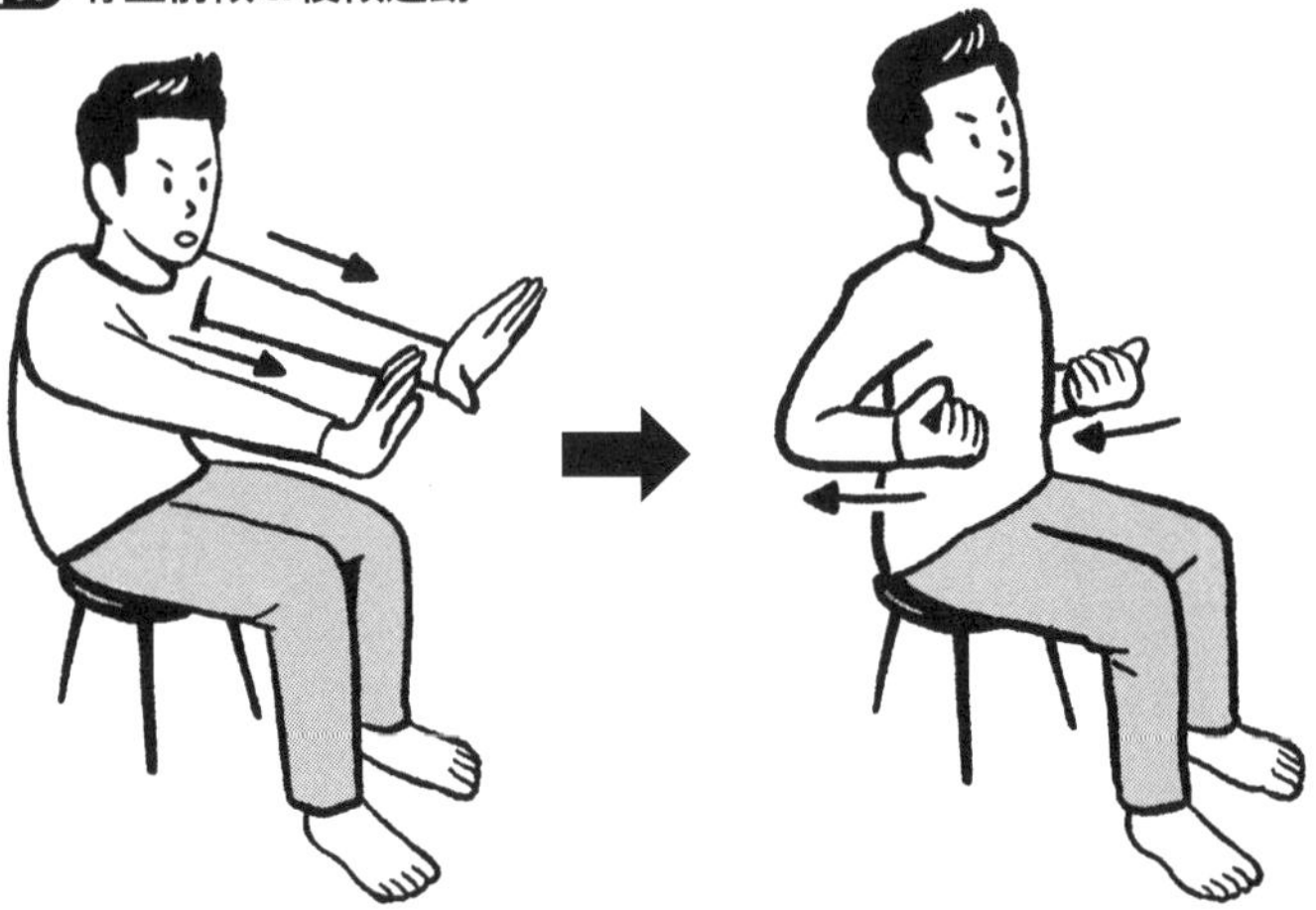

▽**骨盤前傾＆後傾運動**《図17》

椅子に腰かけ、股関節とひざを90度に曲げます。両ひじを90度に曲げ、息をゆっくり吐きながら背中を丸め、腕を前方に伸ばします。次に息を吸いながら腕を後方へ引き、肩甲骨を背骨に引き寄せ、背中を伸ばします。

※各動作は脱力してから始めます。息を吸う際に肩に力が入らないよう注意。

支持力強化法

▽**腹横筋《ふくおうきん》の運動**

仰向けになり、おなかの上に両手を添えます。息を吸っておなかをしっかり膨らませ、ゆっくり息を吐きながらおなかをしっかりへこませます。15回×2セット。

図18 多裂筋の運動

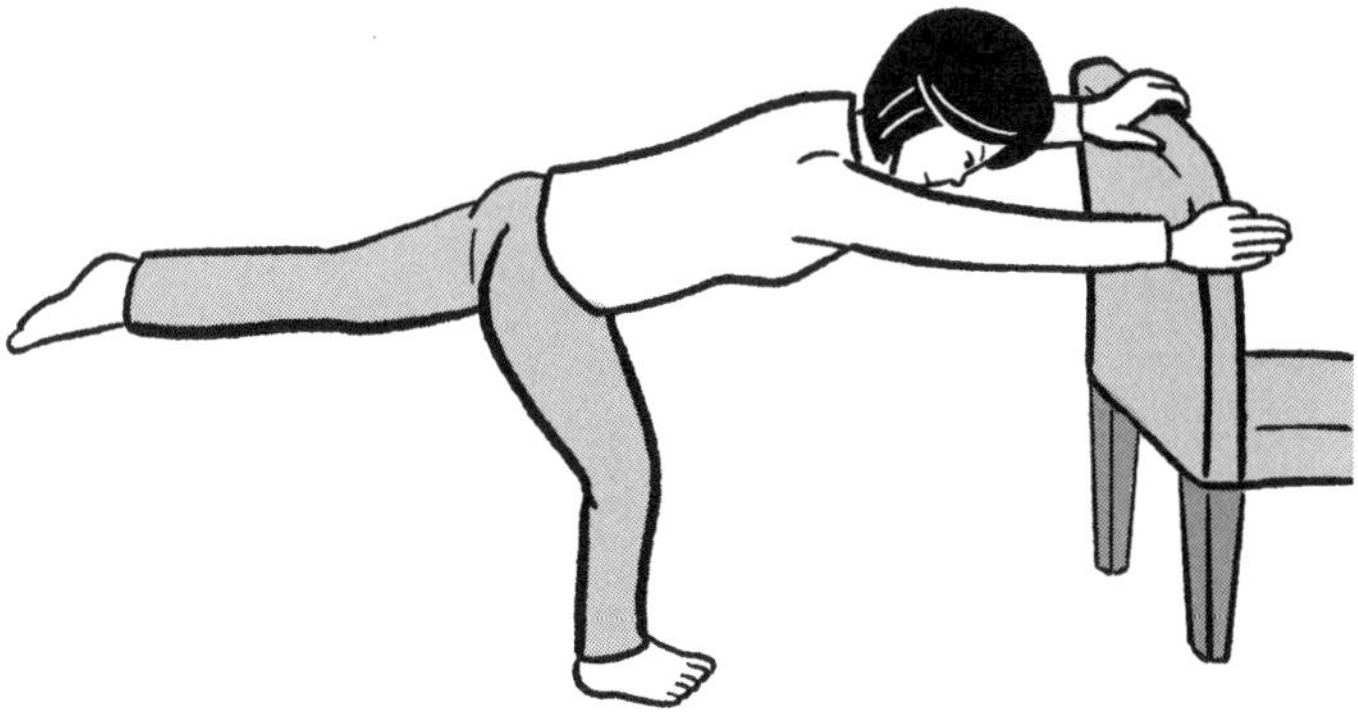

▽多裂筋《たれつきん》の運動《図18》

左手で椅子につかまり、右片脚立ちになります。バランスを取りながら、上体を前傾。右腕と左脚をまっすぐに伸ばし、バランスを保持し、20秒間キープを2セット。反対側も同様に。

※バランスをキープする際には呼吸を止めず、体が一直線になるように。

(5)肩関節

リカバリー法

▽胸の皮膚操作《図19》

左手を右の胸に当てます。左手を斜め上方に向かって動かし、皮膚をスライド。その際に右肩を前から後ろにゆっくり回します。12

図19 胸の皮膚操作

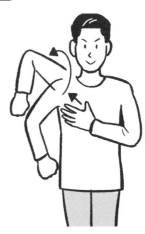

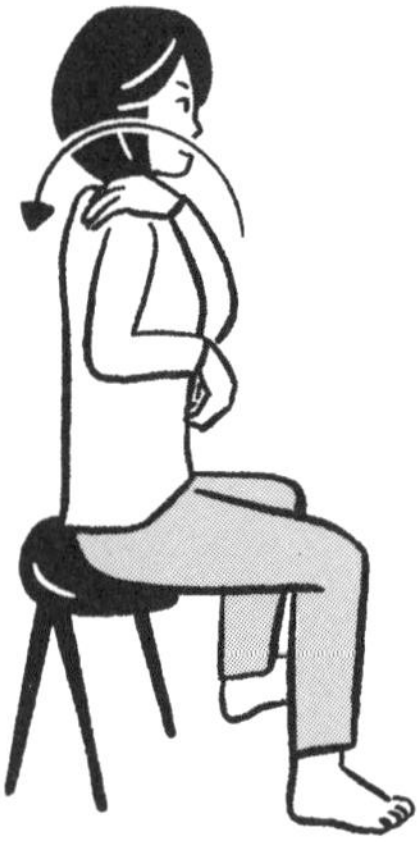

図20 肩こり除去法

回。反対側も手を変え同様に。

▽肩こり除去法《図20》

左手を右の肩甲骨内側上方に当てます。右手は軽く握り、右腕を前から後ろに回します。12回。反対側も同様に。

支持力強化法

▽**肩の内旋&外旋運動**《図21》

両ひじを90度に曲げ脇につけます。ひじはそのまま、腕をゆっくり外側に開き、内側に入れます。30回×2～3セット。

▽**肩甲下筋**《けんこうかきん》**の運動**《図22》

右手を仙骨《せんこつ》に当てます。左手を添えます。右ひじをゆっくり曲げる力に対し、左手で受け止めます。10秒キープ。15回×2セット。反対側も同様に。

(6)肘関節

リカバリー法

▽**ひじの皮膚体操**《図23》

まず、右手の親指と小指を合わせます。右ひじを曲げた際にできるシワを左手でつまみ、肘関節の屈伸運動をゆっくり行います。12回。左右を変えて同様に。

図21 肩の内旋＆外旋運動

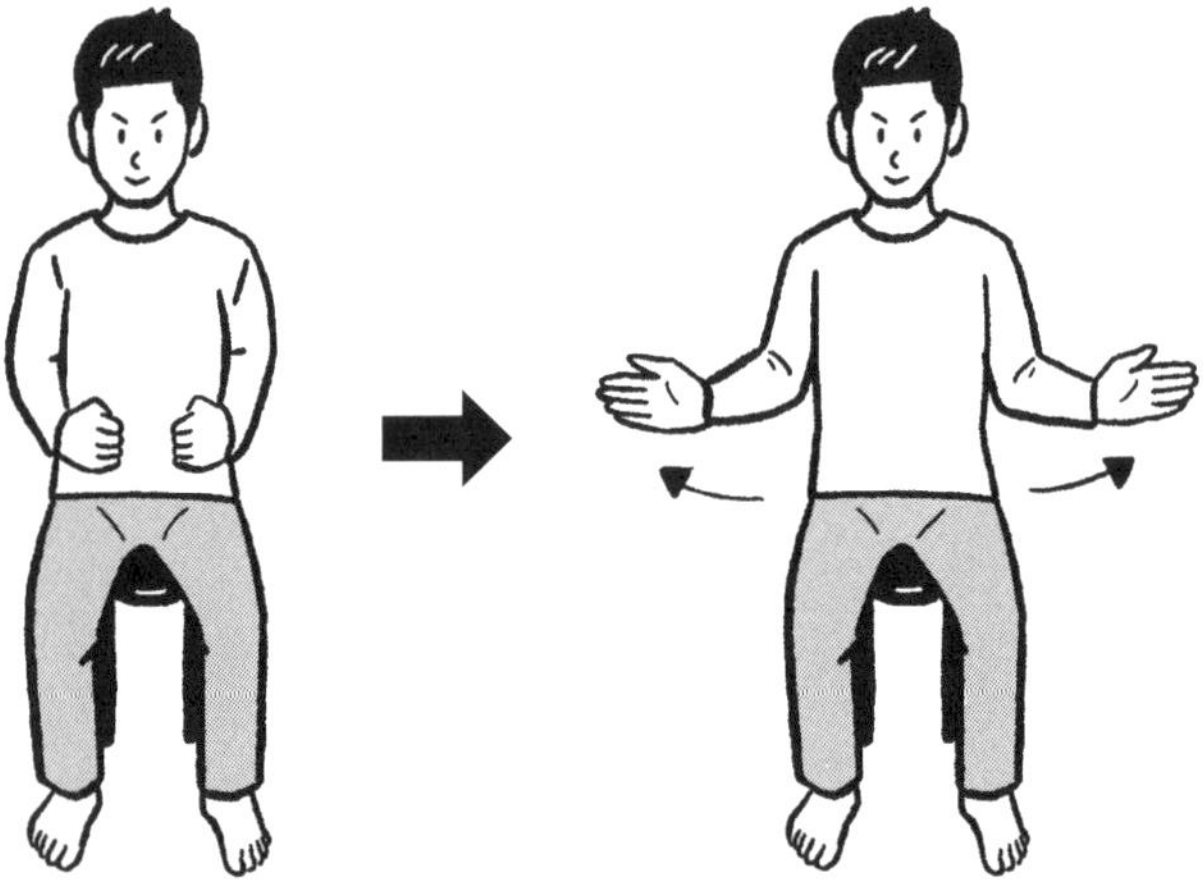

図22 肩甲下筋の運動

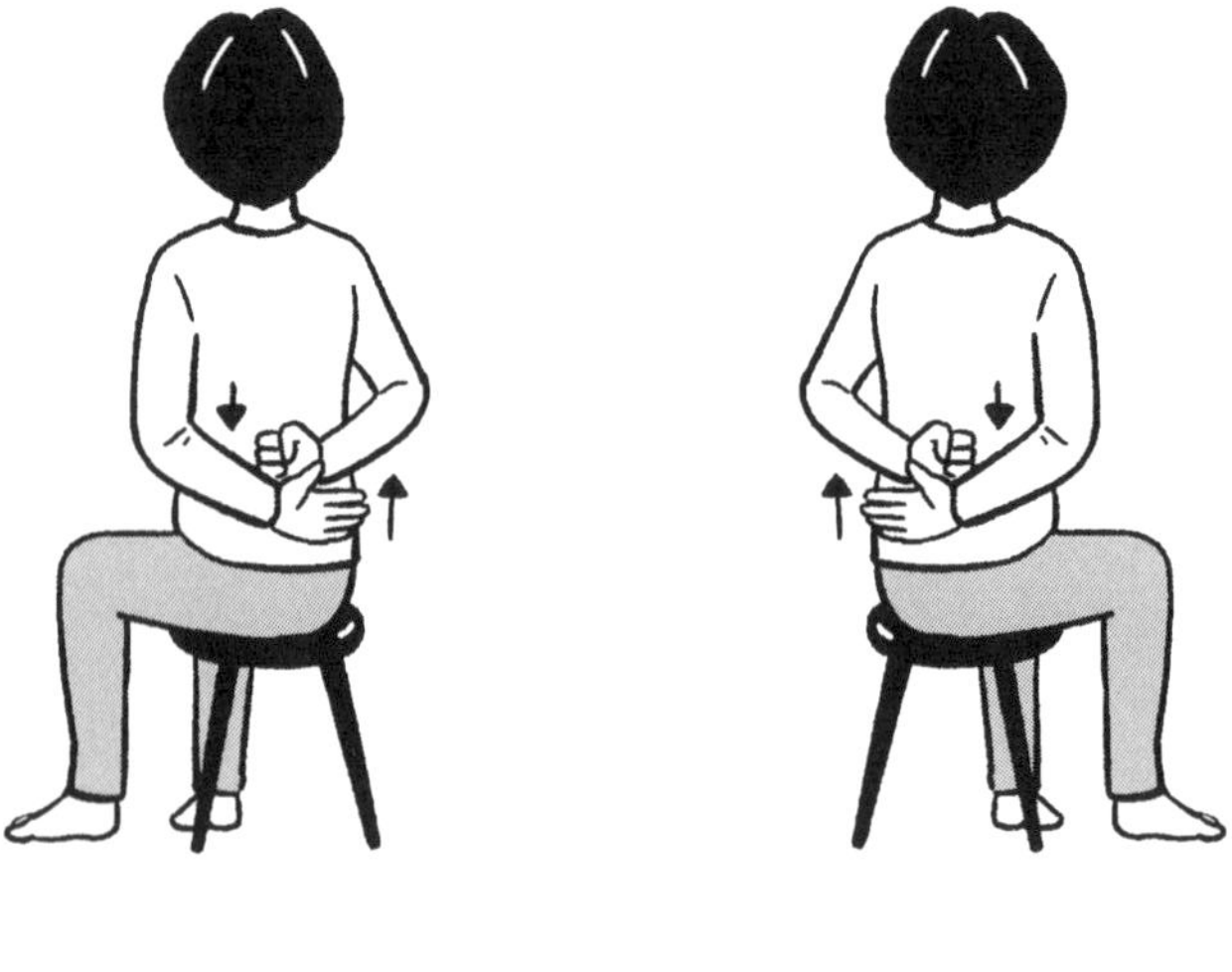

図23 ひじの皮膚体操

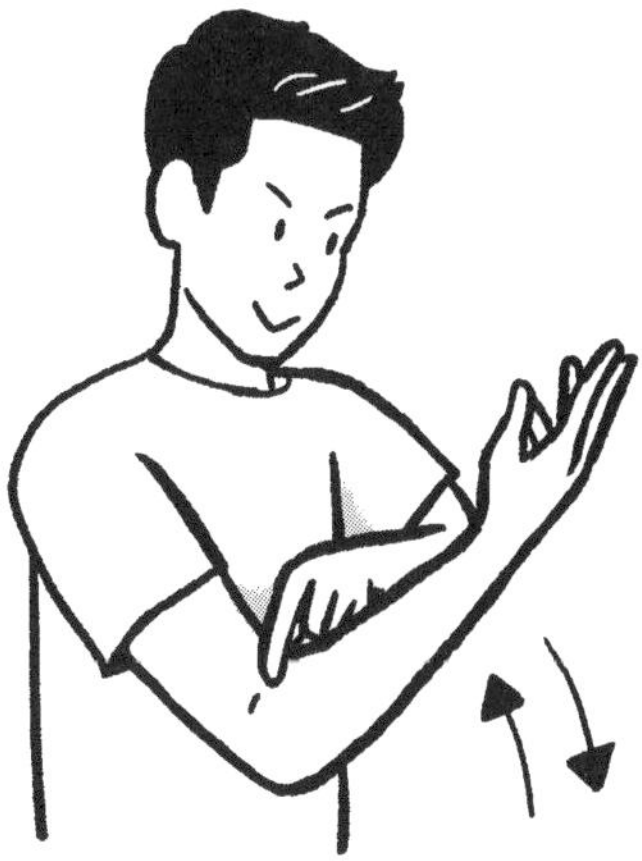

▽ひじ内側部の皮膚体操

　図23同様に右手の親指と小指を合わせます。ひじの内側部を左手でつまみ、手首の曲げ伸ばし運動をゆっくり行います。12回。左右を変えて同様に。

支持力強化法

▽リストカール

　座ったままの姿勢で太もも前面の上に前腕を乗せます。手首を曲げる運動を行います。20回×2～3セット。

※水の入ったペットボトルを活用し、負荷をかけてもいいでしょう。

▽アームカール

手のひらが正面を向き、ひじを軽く曲げた状態から開始。6秒かけてゆっくりひじを曲げます。曲げた状態で3秒キープ。そのあと、5秒かけてゆっくり最初の位置まで下ろします。15回×2~3セット。

※リストカールのように負荷をかければより効果的。

(7)手の指関節

リカバリー法

▽手の甲の皮膚体操《図24》

左手甲に右の指を当てます。手首付近から指の付け根に向かって皮膚を移動。15回。左右を変えて反対も同様に。

※「さする」動作にならないよう注意。皮膚をゆっくりモジモジ動かすように行います。

図24 手の甲の皮膚体操

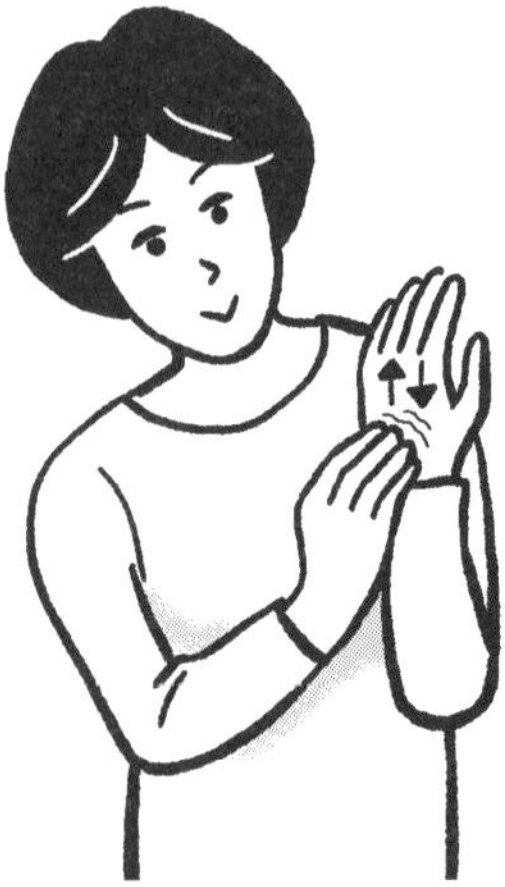

図25 指関節の皮膚体操

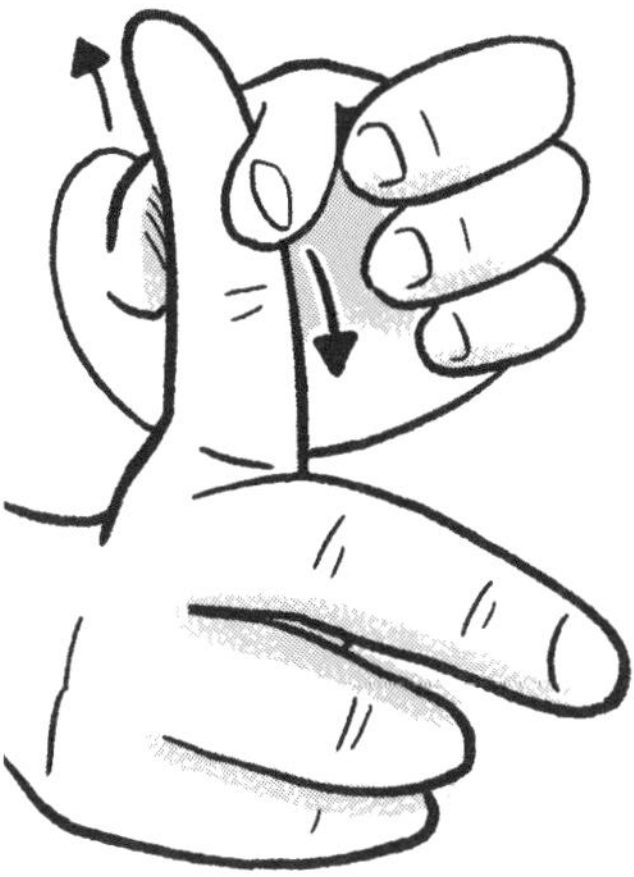

▽指関節の皮膚体操《図25》

右手人差し指甲側に左の親指を当て、手のひら側に人差し指を当てます。左の親指は指先に向かって、人差し指は手首に向かって皮膚を移動。各指を同様に。左右12回。

支持力強化法

▽お米運動法

お米をとぐ際に、ゆっくりとグーパーをするように指を動かします。左右20回。

※お米をとぐ習慣のない人は、親指を基点にして親指と人差し指を合わせて５秒間力を入れます。続いて親指と中指を同じように合わせ、力を入れます。各指同様に。ひと通り終わったら、また親指と人差し指に戻ります。３セット。

3、ジュニア期（思春期前）のリカバリー法と支持力強化法

子どもの骨は傷つきやすい⁉

子どもにとって運動はかけがえのないものです。体を動かすことによって、さまざまな段階で発達が促進されるからです。

関節の柔らかさ自体は、人生でもジュニア期が最高の時期。しかし、最近ではスマートフォンやゲームに熱中するあまり、子どもたちが外で遊ぶ機会は減少しています。

10歳前後から恒常的に体の柔らかさは失われていきます。スポーツをやっている子であっても、適切なトレーニングによる刺激が与えられなければ、この点に変わりはありません。

人間の骨がタテ方向への成長を終えるのは女子が16〜17歳、男子が18〜19歳。成長期のピークは13・45歳といわれます。

ただし、実際の年齢と「骨年齢」には違いがあるのも事実。５～６歳程度の個人差があることもわかっています。

ジュニア期の骨は両端が軟骨になっています。骨の中央部と端の間にある骨端線《こったんせん》という軟骨から骨が伸びていくのです。

俗にいう「成長痛」のほとんどには、骨端軟骨障害が背景にあります。夜間に痛みが感じられることが多いのは、成長ホルモンの分泌が増えるため。痛みが落ち着くと、また動くというサイクルをくり返すことで、この障害は起こります。

子どもの場合、大人とは違い、靱帯も柔らかく、構造的にも脆弱《ぜいじゃく》です。伸張力、圧縮力、剪断《せんだん》力という３つの力（65ページ）がくり返し働くと、傷ついたり変形したりして障害が発生します。

まだ骨格が成熟し切れていないにもかかわらず、関節や筋肉に不自然な負担、誤った負荷がかけられると、破壊されることもあります。

関節を守るためには充分な回復期間も必要です。柔軟性を高めるエクササイズを行う場合、正確な動きをしなければなりません。そばで動作の正確性を見極める管理者も欠かせません。

子どもの筋力トレーニングに関しては賛否が分かれているのが現状。結論から言えば、以下の原則が守られるなら、問題はありません。

・筋力強化運動をするときは脊柱に対し、不自然な方向へと負荷をかけないようにしましょう。
・器具を使用するとき、骨と軟骨の負荷能力の差を考慮しましょう。
・運動時は適切な装備が必要。とくに靴には注意。「すぐに大きくなるから」といってワンサイズ上のものを履くと、関節への負担は増します。左右差も考慮し正確な採寸の上で、必要ならば左右サイズの違う靴を履いたほうがいいでしょう。
・パートナーと一緒に行うトレーニングではとくに負荷が限度を超えないよう注意。具体的にはおんぶ走などの負荷トレーニング時、体重差が開きすぎないようにします。体重がある子に対し、負荷をかけすぎないことも大事です。

おもな運動障害

子どもがなりやすい、運動障害を紹介します。

▽ひじの障害

・上腕骨外側上顆炎《かえん》（テニスひじ）

症状：ひじの外側の筋肉付着部に過度の牽引力が働いて炎症《えんしょう》が起こります。

原因：テニスのストローク、ゴルフの練習場での人工芝マット。

対策：適度な休息、前腕部のテーピング（またはサポーター）、前腕部の皮膚操作。

※前腕部の皮膚操作法……右の前腕の場合、左手で右前腕部を軽く押さえ、右内外に回す。10回。

・内側側副靱帯《ないそくそくふくじんたい》損傷（内側型野球ひじ）

症状：ひじの靱帯が軟骨の付着部からはがれ、損傷します。

原因：投球フォーム、投球過多、骨格など。

対策：投球フォームの改善。休息。関節まわりの支持力強化（「肘関節のリカバリー法と支持力強化法」47～50ページ参照）。

▽腰部の障害

・腰椎《ようつい》分離症

症状：小さな力ではあっても、くり返し外から加わることで、背骨の一部が疲労骨折します。

原因：筋力の不均衡、反り腰（腰のカーブが極端にきつくなっている状態）、必要以上に背中を反る動作。

対策：安静。運動動作の制限（「脊椎のリカバリー法と支持力強化法」43〜45ページ参照）。

▽ひざの障害

・オスグッド・シュラッター病

症状：軟骨と骨の境目に微細な骨折をくり返し、脛骨が隆起します。

原因：靴の劣化、適切ではない場所でのジャンプやダッシュ、下肢（下半身）の柔軟性の低下。

対策：硬い路面でのジャンプやダッシュを避けること。下肢全体のストレッチ。靴を見直しましょう。

骨の成長が完了するまでの時期が「子ども」といっていいでしょう。この期間に周囲の大人が果たすべき役割は非常に重要。子どもの体に変化がないか、たとえわずかなものであっても早期発見に努めましょう。その上で適切な処置を取らなくてはいけません。

骨の正しい成長を見守る。これは子どもたちを取り巻く大人たちの義務です。

スポーツに励んでいる子なら、適切なフォームが実現できているか見守りましょう。また、休養も立派な積極的トレーニングのひとつ。子どもにとって、適切なリカバリーは大人以上に必要なものなのです。

コツっとひと息！　関節を鳴らすのは体に悪い!?

「手の指を曲げてポキポキ鳴らす」
「首を傾けてポキッと鳴らす」

あなたにはこのような癖がありませんか？

癖ではないものの、股関節の曲げ伸ばしをしたときに周辺のどこかで音が鳴ることもあります。関節を動かした際にこうした音が鳴るのはなぜなのでしょうか？

指や首を鳴らす癖のある人に「なぜ鳴らすの？」と尋ねると、たいていは「鳴らすと気持ちがいいから」という答えが返ってきます。

関節のなかにある関節液（91、93ページ）から発生する気泡が弾けるとき、関節は音を出すといわれています。物理的な力が加わり、関節が引き離されると、関節包内の圧力が低下します。すると、関節液のなかには二酸化炭素などのガスが発生し、気泡ができるのです。

この気泡が移動し弾けることにより音が鳴ります。癖になっている人はこの音を聞くと、爽快感が生まれるようです。

しかし、関節を鳴らす行為のくり返しは決して体によいものではありません。靭帯がゆるんで傷つき、軟骨がすり減る恐れもあります。やらないに越したことはありません。癖になっている人は早々にやめたほうがいいでしょう。

第2章

関節は運動で壊れる

1、よくやる運動が関節を破壊する!?

おなじみの運動も要注意

誰でもよくご存じの3つの運動法、腕立て伏せ、スクワット、背筋運動。このようにおなじみの運動も、じつは関節を破壊する危険があります。思い当たる部分があったら、これを機に見直してみて下さい。

▽腕立て伏せ

腕立て伏せ（プッシュアップ）はおなじみの運動法。器具は必要ありません。どこでも自分の体重による負荷で行えるため、幅広い層の方々に実践されています。

しかしじつは、腕立て伏せという運動自体に、いくつか問題点があります。というのも、

図26 腕立て伏せのNG例

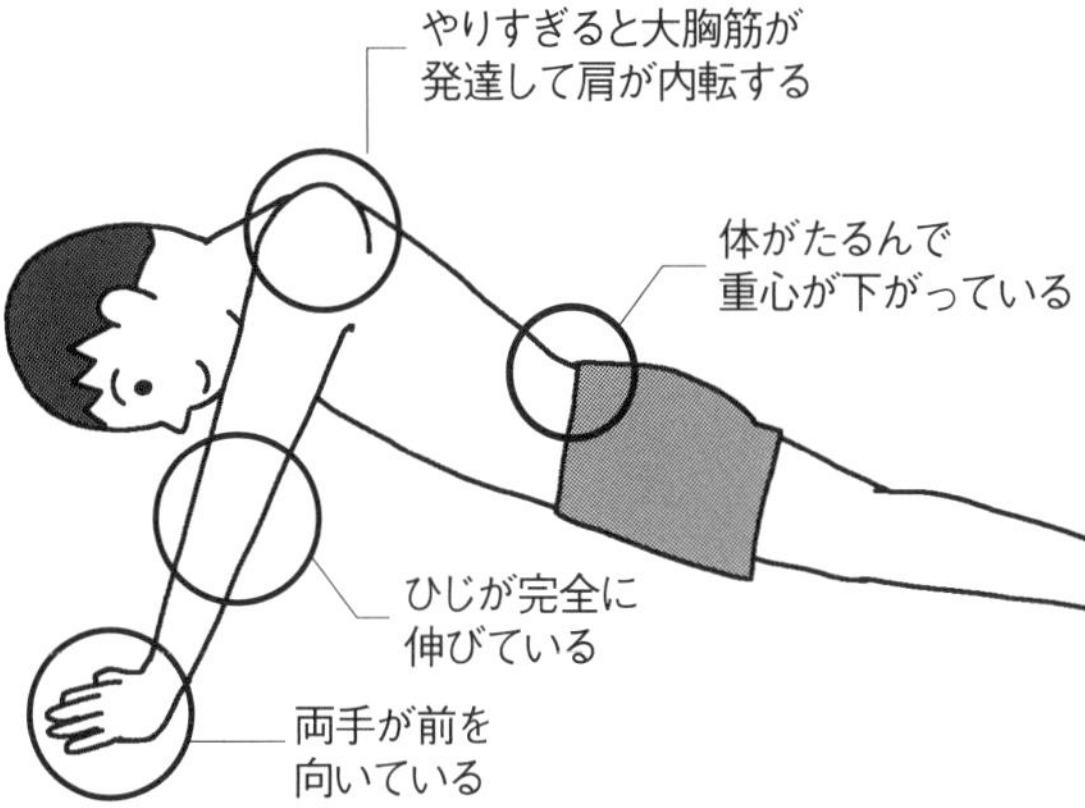
やりすぎると大胸筋が
発達して肩が内転する
体がたるんで
重心が下がっている
ひじが完全に
伸びている
両手が前を
向いている

複数の関節にストレスをかけているからです。問題点は大きく分けて４つあります（図26参照）。

・両手がまっすぐに前を向いています。この状態では手根骨《しゅこんこつ》（８個の小骨からなる手首のところにある骨。１１３ページ図48参照）のひとつである舟状骨《しゅうじょうこつ》（手根骨のひとつで親指側にある）側に負荷がかかります。

・体がたるんで重心が下がると、椎間板《ついかんばん》（背骨の腰部の椎骨《ついこつ》と椎骨の間でクッションの役割を果たす軟骨。66ページ図29参照）に負荷がかかります。

・肘関節を完全に伸ばすと、物体にずれを生じさせる力である剪断力《せんだん》（65ページ参照）

が肩関節に生じます。
・やりすぎると、大胸筋が発達して肩が内転します。

このような状態では、肩関節の可動域がどうしても低下してしまいます。関節の可動域とは、体の各関節を傷害などを起こさず、無理なく動かせる範囲のこと。肩関節の可動域が低下すると、肩の運動が加わるスポーツでは肩や肘関節周辺の機能が低下するのです。

改善策

左右の手を内側に向け、「ハの字」形にします。
腰部が下がらないように、体幹部をまっすぐ保持します。
肘関節は最後まで伸ばさずに「あそび」をつくります。
肩甲骨が外転しないよう菱形筋《りょうけいきん》（背骨と肩甲骨についている筋肉）の運動も行います。
体の後ろで腕を組み、肩甲骨を背骨に引き寄せます。10回×2セット。

図27 スクワットのNG例とOK例

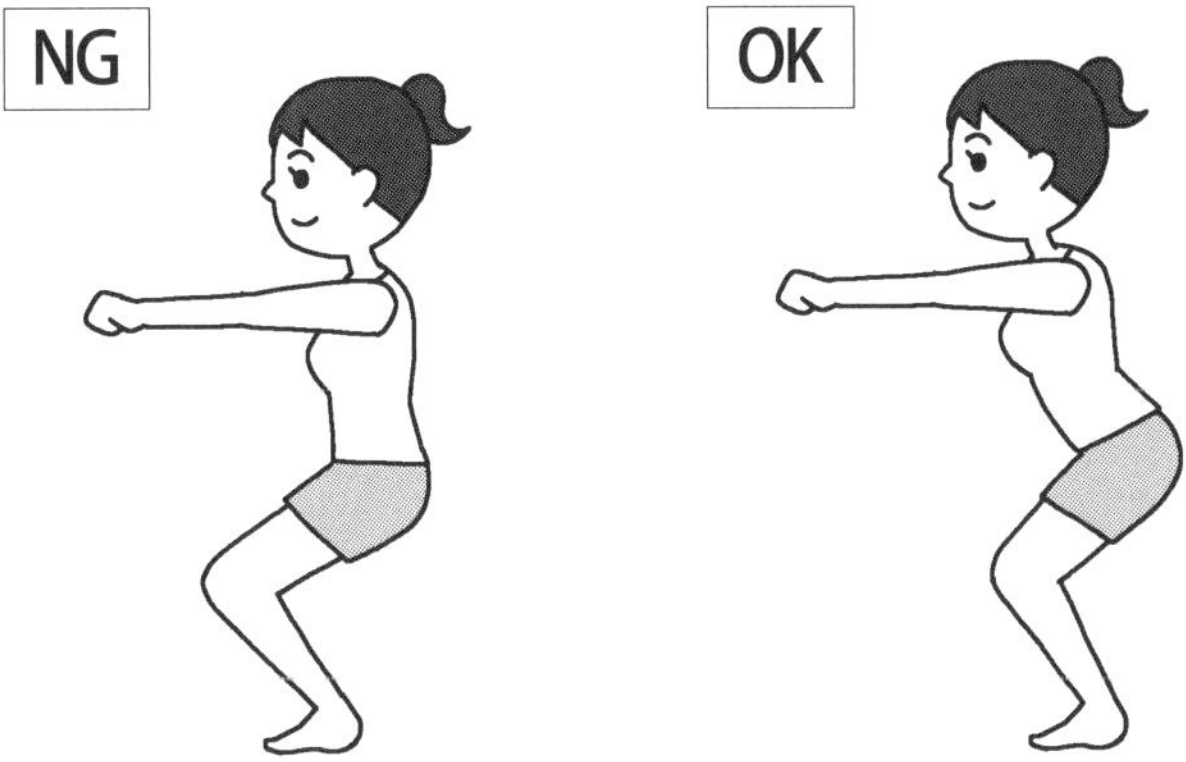

つま先よりひざが前に出ると、ひざや腰を痛める

▽スクワット《図27》

スクワットとは、上半身を立てたまま行う、ひざ（股関節）の屈伸運動です。本来であれば、この運動は脚力を強くする働きがあります。でも、それもやり方次第。動作を始めるときに、膝関節から曲げてしまうと、ひざに強い剪断力がかかってしまいます。このとき、つま先と膝関節の向きが違っていると、さらに剪断力が加わることになります。

改善策

両脚の幅は骨盤幅よりやや広く取ります。腰を下ろすときは、まずお尻を軽く後ろに突き出し、股関節を屈曲させてからひざをゆるませましょう。

図28 背筋運動のNG例

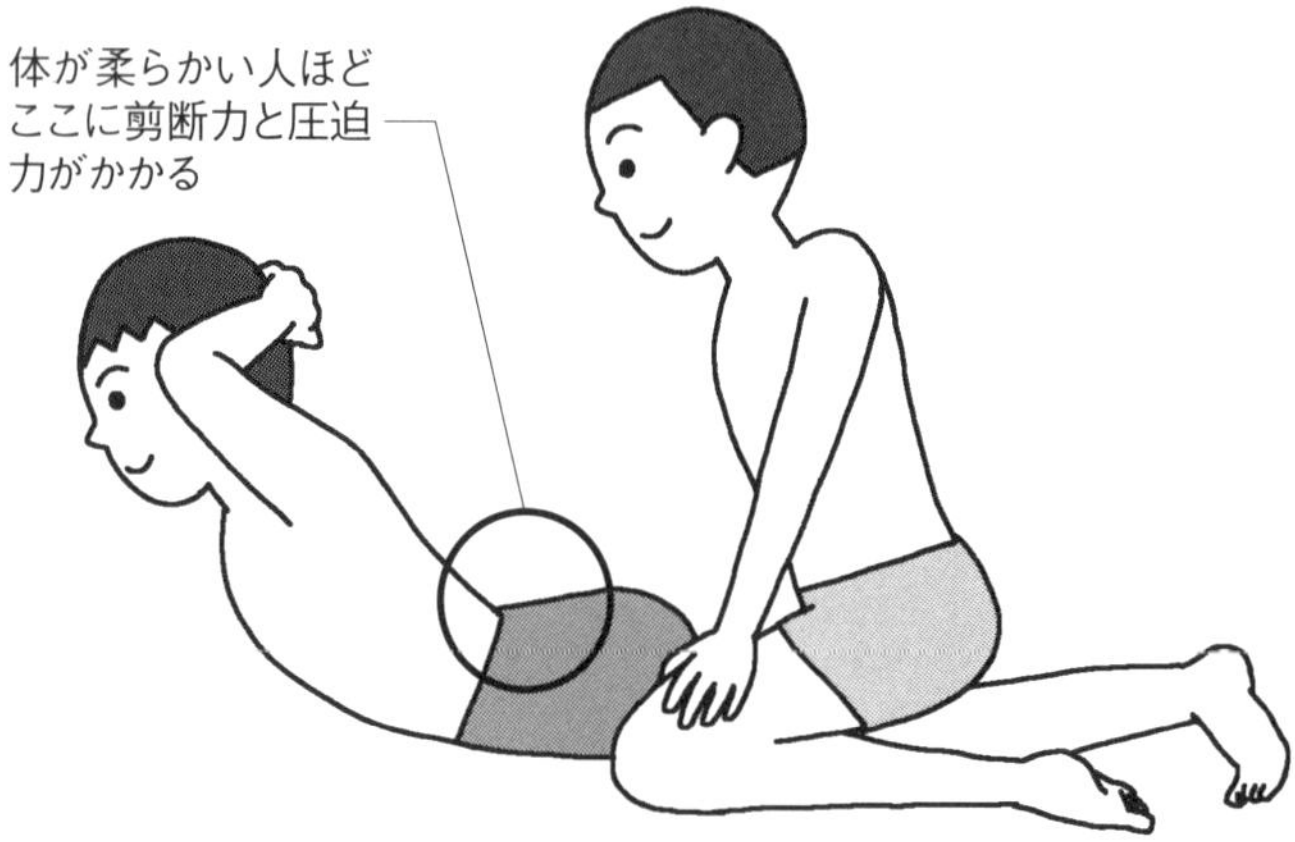
体が柔らかい人ほど
ここに剪断力と圧迫
力がかかる

丹田《たんでん》（おへその下5㎝ほどのところ）に力を入れ、腰椎（腰骨）をカバーしながら、ゆっくり腰を下ろします。

つま先よりひざが前に出ないよう注意して下さい。立ち上がるときもひざから伸ばすのではなく、股関節を伸ばすイメージで行います。

▽背筋運動《図28》

脚を固定して行う背筋運動も要注意です。腰仙移行部《ようせんいこうぶ》（腰骨と腰より下側にある骨）の椎間関節（腰椎の上下の骨を椎間板と連結している関節）や椎間板に剪断力と圧迫力がかかることがあるからです。

上半身を伸ばす能力の高い人の場合、さら

に悪影響が出る恐れがあります。

改善策
関節を守るためには、上体を起こしすぎず、床から上体をわずかに上げる程度で十分です。

腰痛を引き起こすのは「3つの力」

ものを持ち上げるとき、腰椎や椎間板にはつぎの３つの力が加わります。この３つの力が腰痛を起こす原因となります（**図29**参照）。

- **伸張力**《しんちょう》……椎体《ついたい》（椎骨の一部）や椎間板のふたつの面を引き離すように働く力。
- **圧縮力**……伸張力とは反対に、椎体や椎間板のふたつの面を垂直に押しつける力。
- **剪断力**……物体にずれを起こす力。

剪断力は、腕立て伏せやスクワット、背筋運動でも出てきましたが、少しイメージがし

図29 腰部にかかる伸張力・圧縮力・剪断力

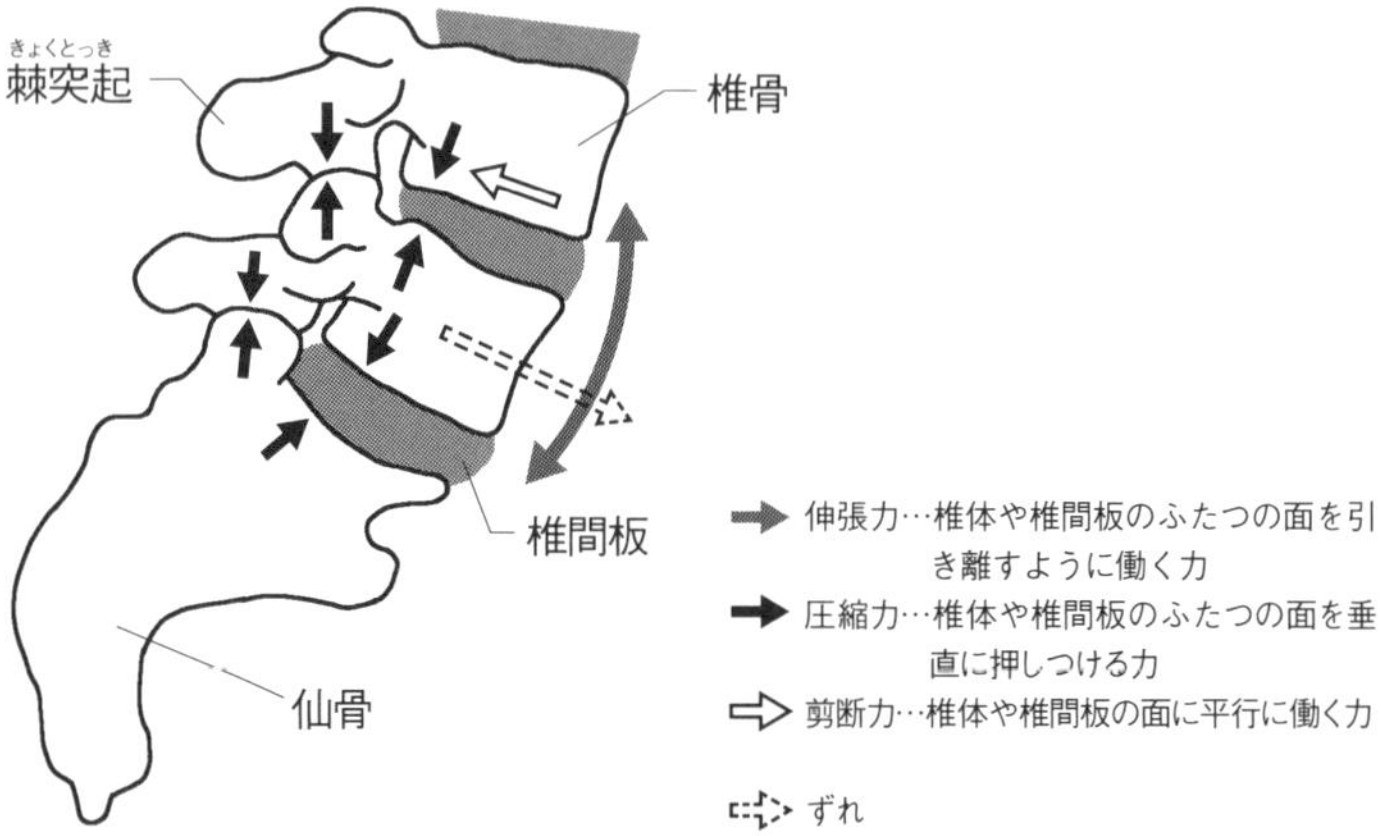
棘突起《きょくとっき》
椎骨
椎間板
仙骨
伸張力…椎体や椎間板のふたつの面を引き離すように働く力
圧縮力…椎体や椎間板のふたつの面を垂直に押しつける力
剪断力…椎体や椎間板の面に平行に働く力
ずれ

づらいかもしれません。はさみで紙を切るときの例で説明しましょう。紙の面に対しはさみを入れると、紙に上下逆方向の力がかかり、紙が切れます。このように、剪断力は圧縮や伸張により垂直な向きに、反対方向へ同時に発生する力のことです。

人の背骨はもともとカーブしている

日々のくらしのなかで椅子に腰かけていたり、立っていたりするだけでも、椎体と椎間板に剪断力と圧縮力が加わることがあります。姿勢の取り方によって、重力の影響を受けたり、軟部組織（筋肉、血液、血管、腱、靱帯など）の緊張の強まりが生じたりするからです。剪断力が強まると、関節への不適切な圧力が増大します。

同じ運動をするにしても、正しいフォームを心がけないと、体を動かせば動かすほど、関節への負担が高まります。最悪の場合、体を壊してしまうことにもなりかねません。

たとえば、64ページで紹介したような背筋運動では、上半身が柔らかい人ほど、上体が反ってしまう傾向があります。

図30をご覧下さい。**背骨は前から見るとまっすぐ、横から見るとわずかにカーブしています。これを「生理的弯曲」とよびます。**頸椎と腰椎は前に（前弯）、胸椎は後ろに（後弯）カーブしています。背筋運動で上体が反る傾向の人の場合、腰椎は前弯があるので、前方への剪断力によって椎骨が前のほうにずれる力が働きます。一方で、これに抵抗する圧縮力が椎間関節に加わります。

図30 背骨の生理的弯曲

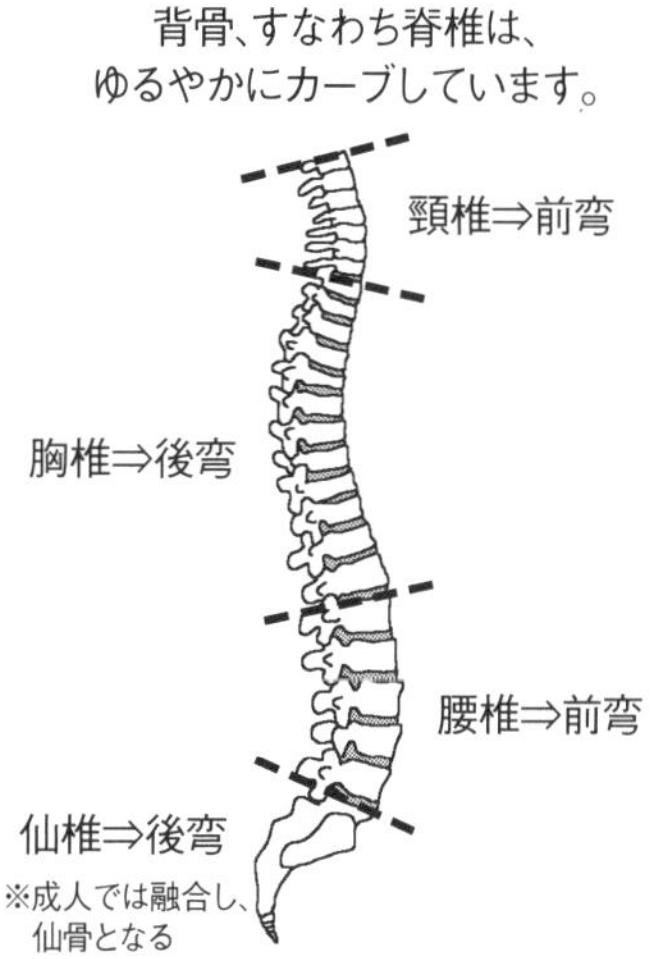
背骨、すなわち脊椎は、
ゆるやかにカーブしています。
頸椎⇒前弯
胸椎⇒後弯
腰椎⇒前弯
仙椎⇒後弯
※成人では融合し、
仙骨となる

日頃の姿勢や体の動かし方、運動の仕

方やそのときの荷重量によって関節にかかる3つの力は変化します。

たとえば、ものを持ち上げようとすると、体幹が前傾します。このとき、持ち上げるものの重心が前方へと移動するので、前方への剪断力は大きくなります。

ものを持ち上げるときに「ぎっくり腰」になるのは、このように腰に不自然な力が加わるからなのです。

2、もう腰を痛めない！　重いものの持ち方

腰に加わる力はどのくらい？

体重約60kgの人が約２kgのものを持ち上げるとします。このとき、必要とされる背筋力は約２００kg。さらに5つある腰骨のうち、上から2番目に当たる第2腰椎には約２６４kgの圧縮力が加わるといわれています。

しかしこの数値はあくまで正しいフォームで持ち上げた場合のもの。腰を丸めたり、勢いをつけたりしてしまうと、さらに大きく無理な負荷が腰部に加わることになります。

重いものを左右へ動かすとき、体をねじると、骨盤の骨のひとつである仙骨と腸骨の間にある仙腸《せんちょう》関節（１０６ページ**図41**参照）に大きな圧力がかかります。仙腸関節は靭帯で強固に固定されているのですが、不用意な動作やくり返しの負荷をきっかけに、ゆるんで

不安定な状態になることがあります。そうなると、体の動きに伴ってこの関節が動いたときに、痛みが出るようになるのです。

図31をご覧下さい。腰部にかかる負荷は姿勢1〜4と強まっていきます。とくに姿勢3と4では上体が大きく曲がっているのがおわかりになるでしょう。こうなると、いつ腰を痛めてもおかしくない状態といえます。

では、腰を守るためには、どんな動きをすればいいのでしょうか。

脊椎を守る動作法

▽重いものに体を近づける

同じ重いものでも、体幹から離して持ち上げる動作は腰椎に圧縮力を発生させ、危険です。**なるべく体に近づけて、両ももの間で持ち上げる**ようにするといいでしょう。

▽股関節の伸展力を活用する

腰を下ろした際のつま先の位置に気をつけて下さい。**ひざの位置がつま先より大きく前方に出てしまわないようにし**ましょう。ひざを伸ばすとき、膝関節への負担が大きくなっ

図31 持ち上げる動作の違いによる腰への負荷の違い

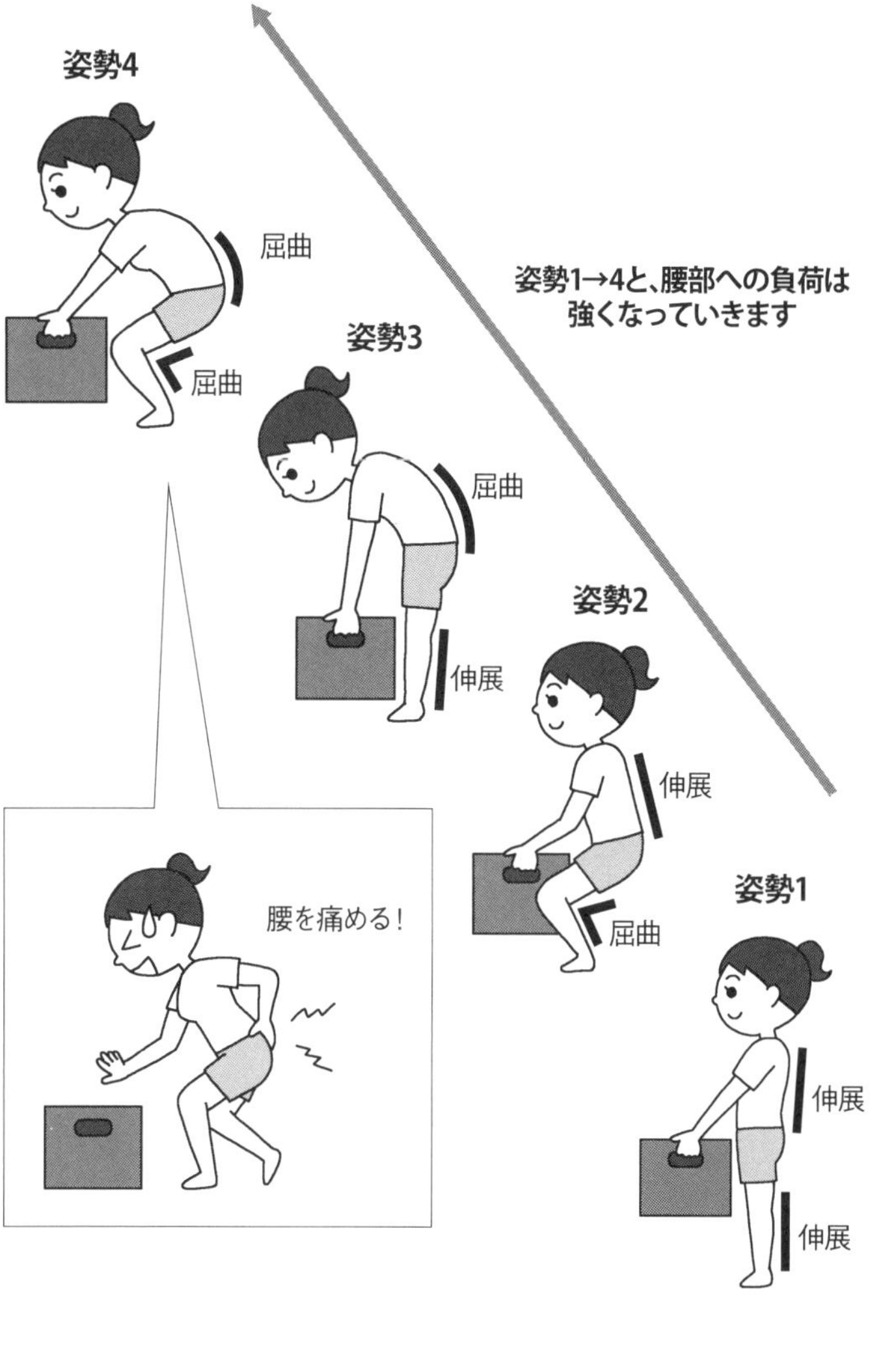

てしまうからです。

立ち上がるときは、ひざからではなく股関節から脚を伸ばす意識で立ち上がります。殿筋も活用できれば、より効果的です。

▽腹筋を使う

ものを持ち上げるとき、息をゆっくり吐きながらおなかに力を入れ腹筋を収縮させます。丹田を意識することで腰椎骨盤基底部の固定力が増します。

▽ゆっくりと持ち上げる

勢いをつけて早く持ち上げると、背筋にかかる負担が増します。**ゆっくり持ち上げれば、問題ありません。**

▽体をねじらない

上体をねじりながらものを移動させようとすると、仙腸関節に不自然な負荷が加わります。**体をねじらないよう注意**しましょう。

3、ひざの痛みともオサラバ！　ジョギング・ランニング

走るとひざが痛くなるのは当たり前

「健康は歩くことから」とよく言われます。

私たちは毎日歩いています。歩行は私たちの基本運動であり、人間にとって必要な動作ですが、じつは関節への負担も大きなものがあります。

ある実験によると、平地の歩行で体重の４・４倍、階段の下りで5倍近くの負荷が膝関節にかかっています。ジョギングやスピードを上げたランニングの場合、その数値はさらに高くなります。

足関節（距骨下《きょこつか》関節）では外返しからの内返し運動により12〜16度の角度変化が起こります。路面状況によってその角度変化はさらに大きくなり、足関節への負担は増加します。

「健康のために」とウォーキングを始めたり、ジョギングからランニングへと運動強度を上げる人口も増えてきています。それに伴い、ひざや股関節、腰などの痛みを訴える人も増加しています。

走れば、歩くよりも関節や筋肉に与える負荷は大きくなります。はっきり言えば、「走ることは関節に悪い」。これは事実です。

関節のことだけを考えるのであれば、走らないに越したことはありません。しかし、それでも「走りたい」という人は決して少なくないでしょう。

かく言う私自身も学生時代に空手をやっており、左ひざを痛めた経験がありますが、現在も走っています。走ったあとの爽快感はかけがえのないものです。「人が走っている光景ほど美しいものはない」とも感じます。

そこで、**走るためにひざを守ろうという意識を高めましょう。**

身体的原因による痛みと対策

まず、走ることによって、障害がどう起きるのかを明らかにしておきます。原因は大きくふたつ。身体的なものと、そうでないものに分けられます。

身体的な要素には、年齢、性差、肥満、関節アライメント、走法などがあります。

▽原因：年齢

人間誰しも歳をとれば、体は衰えていきます。40～50歳代から筋力や腱の老化が始まり、60歳を越えると、骨や関節に痛みを覚える人が増えていきます。

対策

アスファルトやコンクリートなどで舗装された走路はなるべく避けましょう。土や芝の上を走るようにします。フィットネスクラブなどでトレッドミル（屋内でランニングやウォーキングを行うための健康器具）を利用するのもいいでしょう。

▽原因：性差

男性では硬い筋肉、女性では関節のゆるさが足に影響を与えることがあります。「関節がゆるい」とは、筋肉の柔軟性や関節の可動域が大きすぎたり、可動域限界を超えるような場合に抑えられるだけの筋力がない状態のことです。

太もも前側の「大腿四頭筋」、太もも裏側の「ハムストリングス」、お尻を覆う「大臀《だいでん》筋《きん》」と骨盤の横にある「大腿筋膜張筋《だいたいきんまくちょうきん》」が硬くなっていると、ひざの曲げ伸ばしがスムーズにできなくなります。お尻や太ももの筋力が低下すると、膝関節をしっかりと支えられなくなり、ひざに痛みが出やすくなります。

対策

硬い筋肉はまずストレッチで、柔軟性を向上させます。ただし、それだけでは不十分。膝関節をしっかりと安定させた状態で使えるようにするため、お尻や太もも周辺の筋力トレーニングもあわせて行います。

関節がゆるい場合は周辺の筋力を高めながら、テーピングやサポーターなどによって関節の固定能力を高めるといいでしょう。

▽原因：肥満

体重の増加は足から腰にかけて、下半身の負担を増加させます。

対策

肥満を解消するには、言うまでもなく食事の管理が大事です。また、歩いたり、走ったりするのとあわせて63ページのスクワットやレッグプレスなど、下半身の筋力トレーニングも行い、代謝力や支持力を高めましょう。

レッグプレスというのは、フィットネスクラブなどにある座位または仰向けで行うトレーニング器具を使ったトレーニングです。

▽原因：関節アライメント

「アライメント」とは、骨や関節の配列、つまり骨の並びや形のことです。具体的には、O脚やX脚、扁平足《へんぺいそく》などの形態上の特徴となって表れます。

関節アライメントによって、膝関節の内側に圧迫力が集中すると、軟骨や半月板《はんげつばん》（膝関節の間にある三日月形をした軟骨組織）を痛めやすくなります。外側ですと、腸脛靭帯《ちょうけい》（骨盤最上部である腸骨から、すねの骨である脛骨まで太もも外側についている腱）の炎症を起こしやすくなります。

対策

X脚やO脚の人に効果的なのが「足底板療法《そくていばん》（インソール療法）」。足底板療法とは、靴の中に入れる中敷《なかじき》（インソール）を作成して利用する方法。足元から全身のバランスを整え、足やひざ、腰などの負担を軽減し、長時間歩いても疲れにくくさせる治療法です。

▽原因：走法

走り方自体が体を痛めてしまう原因となることもあります。走り方には大きく分けてふたつあり、それぞれに痛みを起こしやすい要因があります。

ひとつめはピッチ走法です。ピッチ走法とは歩幅を小さく取る走り方。歩幅が小さいと、歩数が多くなります。そのため、かかとの骨の下側から指の付け根に及ぶ足底腱膜《そくていけんまく》と呼ばれている密度の高い帯状の組織に、痛みが生じる状態である足底腱膜炎や、脛骨にくっついている骨膜が炎症している状態であるシンスプリントなど、下腿骨（膝関節から足関節〔足首の関節〕の間＝すねを構成する骨。脛骨、腓骨、膝蓋骨）の障害が起こりやすくなります。

ふたつめはストライド走法です。ストライド走法とは歩幅を大きく取る走り方。歩幅が大きいため、股関節にかかる負担が強くなります。大腿部の筋肉へのストレスが強く、肉離れなどを起こすことがあります。

対策
無理な歩幅は取らないように注意しましょう。

身体以外の原因による痛みと対策

身体以外の原因はシューズ、コース環境、走行距離が挙げられます。

▽原因：シューズ

ジョギングシューズやランニングシューズによって足を故障することもあります。左右のかかと部分の減り方の違いから腰痛を起こしたり、靴底の消耗によって、骨や関節の病気を起こしたりします。

対策

靴底の減り具合は定期的にチェック。減ってきたら、早めにシューズを変えるようにしましょう。

▽原因：コース環境

坂道など起伏の激しいコースは関節への負担が強くなります。また、通常は道路の路肩側になります。そのため、同じコースを走り続けていると、下半身における内外への負担に不均衡が生じることがあります。

対策

なるべく坂道は避け、平坦な道を走りましょう。あわせて、コースも定期的に変更することが大切です。

▽原因：走行距離

走行距離は長くなればなるほど関節や筋肉への負担を増加させます。

対策

走行距離は急激に延ばさないこと。徐々に長くしていきましょう。

ここまで挙げてきた原因はすべて、ランナーだけでなく、ウォーカーにも当てはまります。なかでも、「パワーウォーク（歩幅を広く取って力強く歩く歩法）は要注意。年齢が上がって軟骨がすり減り、筋力（大腿四頭筋）が落ちてくると、関節への負担も大きくなるからです。

4、長時間のデスクワークも快適？　腰にこない座り方

座れば腰は痛くなる

パソコンを使ったデスクワークは、いまやごく当たり前に行われています。しかし、長時間椅子に座れば、その分、腰への負担も蓄積されます。立った姿勢では足関節やひざ、股関節などがクッションの役割をするため、負担は分散されますが、**座っている場合は負担が腰部に集中します。**

普通に座っているだけで立っているときよりも腰の負担が約45％増加。背中や腰が丸まる不自然な姿勢（悪い姿勢）になると、じつに約90％以上の負担が腰部にかかってきます。

背中や腰が丸まる「猫背」の姿勢では、どうしても顔も前に出てきます。そのため、頸椎にも負担が加わり、頸や肩のこり、痛みが起こることがあります。

本来、「正しい」座り方をすれば、座面には坐骨（106ページ**図41**参照）が当たります。しかし、猫背になり、骨盤が後ろに傾く（後傾）と、仙骨で座るようになってしまいます。

こうした「仙骨座り」では、腰椎だけでなく仙腸関節（骨盤の骨のひとつである仙骨と

腸骨の間にある関節）にも負担がかかり、仙腸関節炎が生じることもありますが、これは絶対に避けなければなりません。また、仙骨座りを続けることは、より猫背になる原因にもなります。

椅子に座るときには、座面に坐骨が当たっているか常に確認する習慣をつけましょう。

あなたの座り方はどうですか。場合によっては、さらに次のようなトラブルが生じることもあります。

悪い座り方とその対処法

ただ座っているだけではなく、さらにその座り方によってさまざまな関節や筋肉に不適切な負荷がかかります。

・左脚を上に乗せて脚を組んで座る→右股関節、右仙腸関節、左腰背部に負担
・右脚を上に乗せて脚を組んで座る→左股関節、左仙腸関節、右腰背部に負担
・左斜めに向かって座る（横座り）→左股関節、左仙腸関節、右腰背部に負担
・右斜めに向かって座る（横座り）→右股関節、右仙腸関節、左腰背部に負担

・背中や腰が丸まる座り方→腰背部周辺、頸部に負担、肩こり
・ひじをついて座る→肘関節、肩関節、頸椎に負担

とくに**脚を組んで座ることはおすすめできません。**仙腸関節に剪断力が生じ、仙腸関節や股関節にストレスが加わるからです。

以前、100人の男女を対象にしたアンケート調査で「あなたはなぜ脚を組むのですか?」と尋ねたことがあります。7割の人が「足がだるいから」と回答しました。

少々専門的に解説すれば、血流を促進し、酸素の運搬能力を高めるため、無意識に組んでしまう人が多いようです。しかし、その結果、関節には過度なストレスが加わることになります。

前記のような座り方はしないに越したことはありません。ただ、長年の習慣から「どうしてもやってしまう」人もいるのではないでしょうか。

そうした人向けに、その場でできる対処法があります。定期的に立ち上がり、周囲を歩くこと。これだけです。じつに簡単ですが、効果は実証されています。そうすることで、悪くなっていた血流が改善され、脳への酸素供給量も増えます。再び作業もはかどるで

しょう。

ただし、急に立ち上がると、筋肉や関節に負担がかかり、脳や心臓へのリスクも懸念されます。それらを回避するため、息を吐きながら、ゆっくり立ち上がることを忘れずに。

コツっとひと息！　関節を守るための正しい靴選び

ゴルフ場の支配人がこんな話をしていました。

「営業でたまにアスファルトの上を長時間歩いた次の日は腰が痛くてかなわない」

このように、日頃、芝や土の上を歩くことに慣れている人が硬い路面を歩けば、関節や筋肉の負担を感じます。

できれば、私たちも芝や土の上ばかりを歩きたいもの。しかし、現代社会では舗装されていない地面を探すのは容易ではありません。関節は、日々アスファルトによって、負担を強いられているのです。

そんな環境のなかで私たちが関節を守るためにできることは何でしょうか。ずばり言いましょう。靴選びです。

地面のほとんどが硬い以上、いくら「正しい歩き方」をしても関節への負担は避けられません。関節を守るためには、ジョギングシューズかウォーキングシューズがおすすめ。これらの靴は機能性に優れ、衝撃を和らげて、関節をしっかり守ってくれるのです。

しかし、こうした靴であっても、自分の足に合っていなければ意味がありません。合わない靴では当然弊害は起こります。だからこそ、正しい靴選びが必要となるのです。

~靴選びのポイント~
＊靴を見るときに注目したいところ
かかと：柔らかすぎず適度に固いもの
甲周り：甲に合わせて調整できるひも付き
足幅：幅が広すぎない、足に合ったもの
つま先：自分のつま先の形に合ったもの

※つま先の形には、３タイプあります。自分のタイプを確認しましょう。
・ギリシャ型：人差し指がいちばん長い
・スクエア（方形）型：指の長さがすべてほぼ同じ
・エジプト型：親指がいちばん長い

＊足の計測をする
「足長《そくちょう》」と「足囲《そくい》」の両方を計りましょう。

＊左右両方での試し履き
靴のサイズが大きすぎると、靴の中で足が遊んでしまい、タコや靴ずれができやすくなります。しっかり支えてくれる靴を選びましょう。

靴を履くときはかかとで合わせ、その状態のままつま先寄りのひもを足の甲の形に合わせて結んでいきます。このような履き方、ひもの結び方を心がけるだけで、歩くとき、つま先の上がりがよくなるのです。

第3章

関節はこんな形で機能している

1．そもそも関節って何？

関節は骨と骨の接続部分

関節とは、ふたつの骨がしっかりつながっている部分のことです（図32参照）。**骨と骨は靭帯《じんたい》という伸び縮みできる組織で結ばれています。**関節によって、骨はさまざまな動きが可能になります。

関節は「関節包《かんせつほう》」という丈夫な筋に包まれています。これが靭帯で、ふたつの骨が離れないように結びつける働きがあります。

関節包の内側は、石灰分が少なく、弾力性に富んだ軟らかい骨である「軟骨《なんこつ》」や、関節包を覆っている薄い膜状の組織である「滑膜《かつまく》」で守られています。軟骨と滑膜によって閉鎖された「関節腔《かんせつくう》」のなかには、「滑液《かつえき》」が分泌されています。これが潤滑油のように働

図32 関節の構造

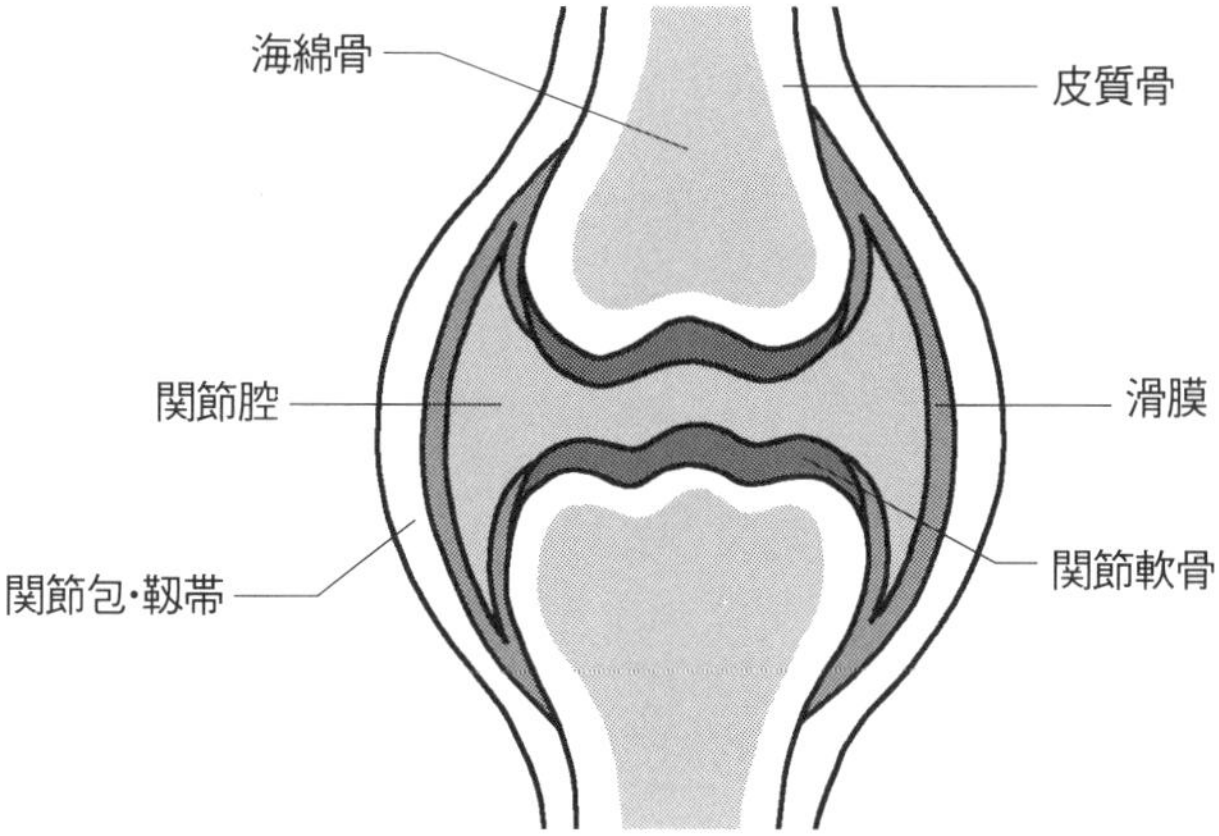

き、関節の動きが滑らかになります。
私たちの体には、足首やひざ、股や肩、ひじ、指など全部で265個の関節があります。これらを動かすことで私たちは日常の生活動作（歩く、しゃがむ、つかむなど）や軽い運動、スポーツまでをこなすことができているのです。

軟骨のクッション機能

正常な関節の表面は、軟骨によって硬い骨と骨がぶつかり合わないようになっています。軟骨は水分が66〜79％であり、独特のクッション機能を担《にな》っています。荷重がかかったときには軟骨は押しつぶされ、荷重がなくなると、また水分（関節液《かんせつえき》）を含んで元の形に

図33 軟骨のクッション機能

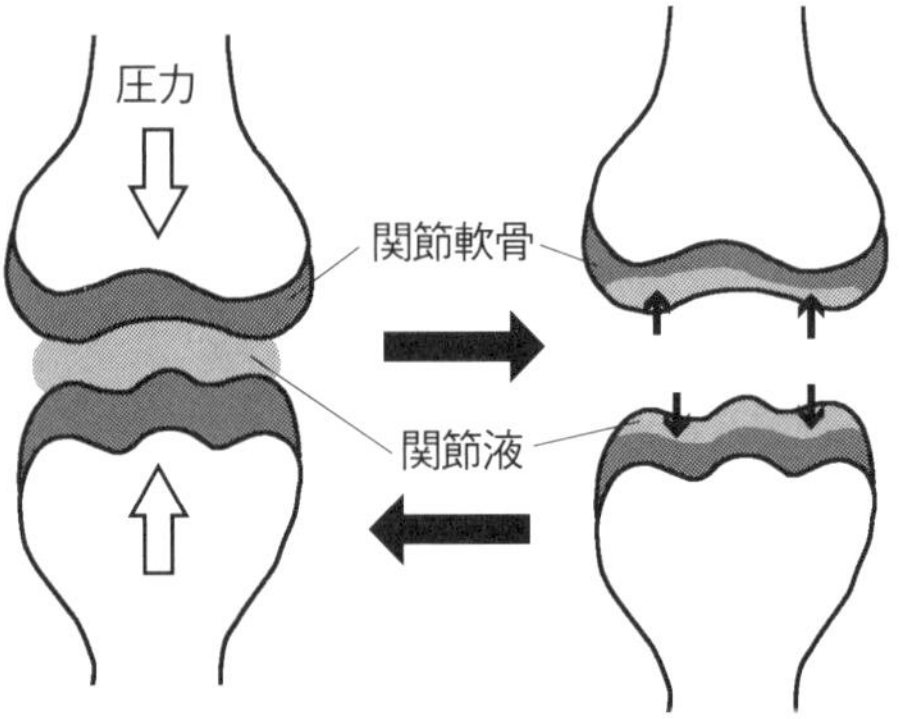
関節に荷重がかかると、
軟骨は押しつぶされ、
関節液が染み出る。
荷重がなくなると、
軟骨は関節液を取りこみ、
元の形に戻る。

戻るようになっているのです（図33参照）。

軟骨に含まれる主要成分はコラーゲンⅡ型。コラーゲンとは、軟骨をはじめ、脊椎動物の真皮《しんぴ》で、靱帯、腱、骨などを構成するタンパク質のひとつです。真皮というのは、表皮と皮下組織の間の乳頭層《にゅうとうそう》と真皮網状層《しんぴもうじょう》から構成される皮膚の層のこと。軟骨はコラーゲンⅡ型以外にも特殊なコラーゲン（Ⅸ型、Ⅹ型、Ⅺ型）やプロテオグリカン（特殊な構造をもつ糖とタンパク質の複合体。複合糖質の一種）、ヒアルロン酸（2種類の糖が交互に2000～5000組、鎖状につながった高分子化合物）など、特徴的なタンパク質を多く含んでいます。また軟骨は目の水晶体《すいしょうたい》と並んで、血管による栄養を受けていない部位と

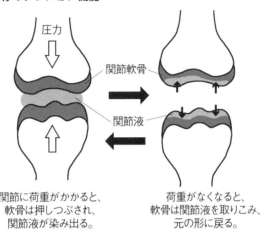

しても知られています。

関節部分に圧迫が加わったり、取り除かれたりをくり返しているとき、関節包内部の滑膜では関節液がつくられ、栄養補給と関節の潤滑化を図っています。この機能のおかげで、私たちは痛みを感じることなく自由に関節を動かせるのです。

関節液は正常なら１～２㎖あれば十分とされます。しかし、何らかの原因で関節液が過剰になることがあります。これが「水がたまる」状態です。この状態では関節の曲げ伸ばしが不自由になり、痛みが出るようになります。

水がたまる原因としては、次のようなものが考えられます。

- 軟骨のどこかに傷がついている。
- 関節内で炎症が起きている。
- 骨を含めて関節のどこかに傷がついて内出血している。

「水を抜くと癖になる」としばしば言われますが、これは俗説にすぎず、さして意味はありません。水がたまるのはあくまでも結果。原因を調べ、改善すれば、誰でも抑えること

図34 軟骨のクッション機能の低下

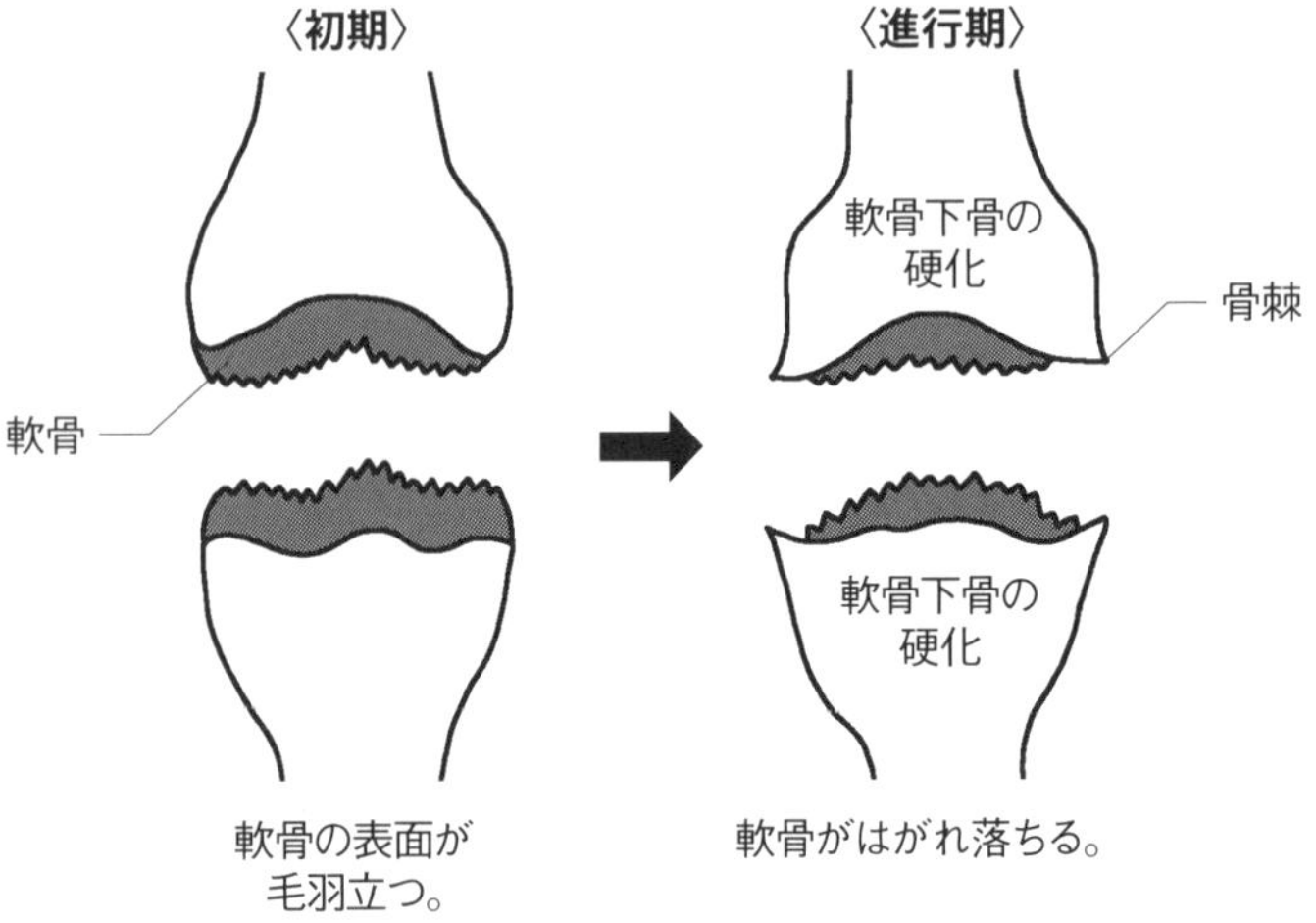

は可能です。

また軟骨には、体の変化に影響を受けにくいという性質があります。しかし、細胞成分が少ないため、損傷を受けた際には修復が難しく、関節疾患の原因になることがあります。たとえば、変形性関節症では軟骨の表面が毛羽《けば》立ち、保水性が低下、摩耗によってクッション機能が低下します。

その結果、軟骨を支える骨が硬化し、骨棘《こつきょく》（骨の棘）が関節の端に形成されます（**図34**）。変形性関節症が進行すれば、痛みにより関節の動きが制限され、体を自由に動かすことが難しくなっていきます。

2、関節のサポーター

骨と骨をつなぐ：靱帯の役割

靱帯とは強靱な結合組織の束。骨と骨をつなぎ、関節をつくっています。靱帯の主成分は長いコラーゲンの線維です。

関節は自由に動かせますが、それぞれ可動域が決まっており、動かせる限界はあります。靱帯はただ骨と骨をつないでいるだけでなく、関節の動きを制限する重要な役割も担っています。

靱帯には弾性が若干あります。弾性とは、外から加わった力で変形した物体が、力が除かれたあと、元の形に戻ろうとする性質。しかし、靱帯は引っ張る力がかかると次第に伸びてしまいます。

図35 腱と筋の構造

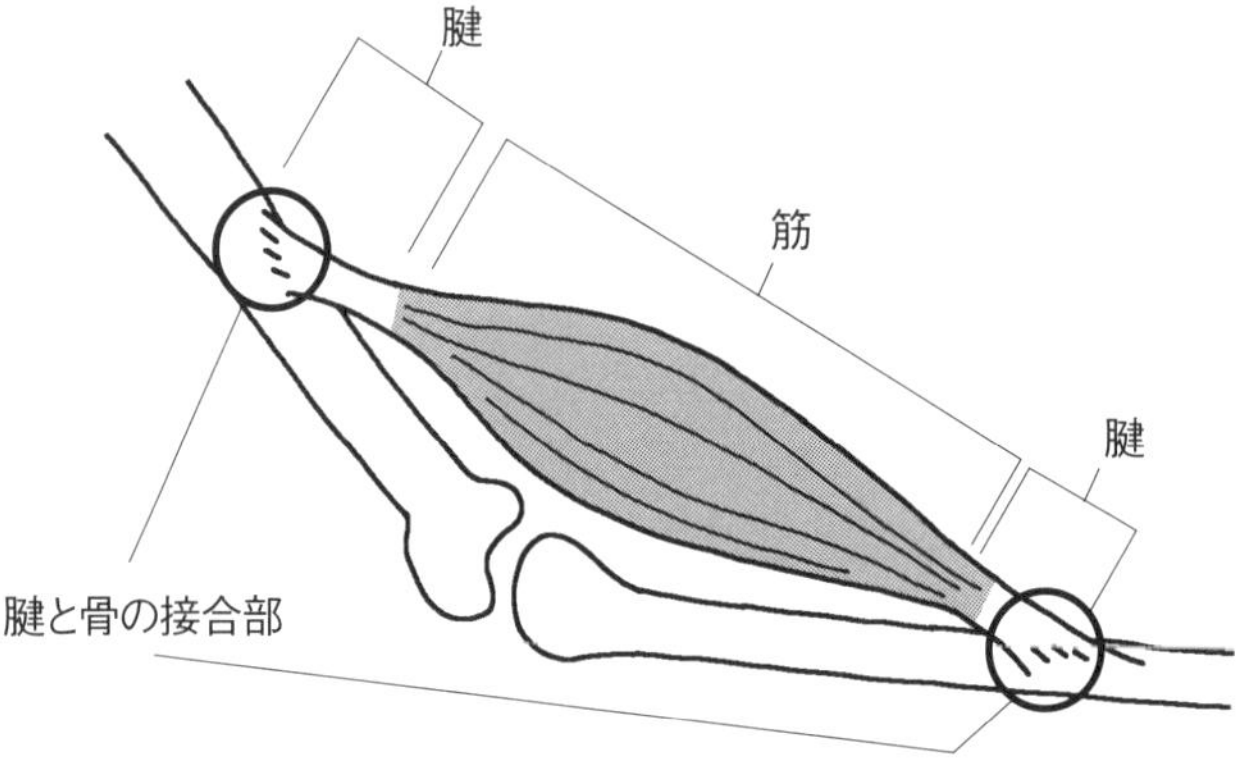

脱臼やねんざの治療が遅れると、関節の強度が落ちるのも、このためです。治療の遅れは、こういったケガが習慣的に起こる原因になるので、注意しましょう。

靭帯は通常、鍛えて強くすることはできません。そのかわり、損傷した部位周辺の筋力強化を行うことになります（31ページ〜参照）。

筋肉と骨をつなぐ：腱《けん》の役割

腱の成分は靭帯と非常によく似ています。しかし、両者の役割は異なります。**腱は筋肉の両端で骨に付着する部分が発達したもの。**筋肉の一部なのです（図35参照）。

腱には非常に長いものもあれば短いものもあります。代表例はアキレス腱。人体のなかで、最大の腱で約１ｔの牽引力《けんいん》にも耐えるといわれる強固な構造をしています。

ひざから足首までの下腿《かたい》の後方の腓腹筋と、ヒラメ筋が合流してアキレス腱となります。腓腹筋は、ふくらはぎにある足を曲げる働きをする筋肉、ヒラメ筋はふくらはぎにある足首に作用する筋肉です。アキレス腱は、足関節の足首を曲げ伸ばす底屈運動を担います。関節にかかる負担は腱にも大きくかかり、損傷を来すこともあります。

また、筋肉の中部のことを筋腹《きんぷく》といいます。通常はこの部分が一番太いため、こうよばれます。筋腹の大きさと腱の長さには個人差があり、先天的な要因が影響しています。すでにお話ししたアキレス腱だと、腓腹筋やヒラメ筋の筋腹が大きく、アキレス腱が短い人の場合、ふくらはぎが太くなります。

ほかの部位でも筋腹が大きく腱が短い場合は太くなりやすいといえます。あまり特別な運動をしていない人でも、腕相撲や握力が強い人がいます。そうした人はたいてい筋腹が大きく腱が短いので、筋肉が太くなっているのです。

関節の動きの滑らかさに関わる：滑膜の役割

関節の内側にある滑膜は柔らかな結合組織で構成されています。おもな要素は表層の滑膜細胞と弾性線維、血管および神経などで、関節液の生成と関節内の不要物を吸収する役割があります。活動が盛んな関節は血管が豊富であるという特徴があります。

3、各関節の名称と動き方

知っておくと便利な体の位置を表す用語

各関節と骨の名称について紹介する前に、知っておくと便利な、体の位置関係を表す用語を紹介します。

- 上半身↓**上肢**
- 下半身↓**下肢**
- 体の中央に近い側↓**近位**
- 体の中央から遠い側↓**遠位**
- 上肢の前方↓**掌側**《しょうそく》
- 上肢の後方↓**背側**《はいそく》

・下肢の前方↓**前側**

・下肢の後方↓**後側**

・上肢の親指側↓**橈側**《とうそく》

・上肢の小指側↓**尺側**《しゃくそく》

・下肢の親指側↓**内側**《ないそく》

・下肢の小指側↓**外側**《がいそく》

・体幹の頭に近い側↓**頭側**

・体幹の頭から遠い側↓**尾側**

・体幹の前方↓**腹側**

・体幹の後方↓**背側**

・足部の表側↓**甲側**

・足部の裏側↓**底側**

・大腿骨、脛骨、上腕骨などの細長い骨↓**長管骨**

・長管骨の中央部分↓**骨幹**《こっかん》

・長管骨の先端↓**骨端**《こったん》

・骨端の丸い部分↓**骨頭**《こっとう》
・骨端のへこんでいる部分↓**関節窩**《か》
・頭蓋骨などの平たい骨↓**扁平骨**《へんぺいこつ》
・球状の骨頭とおわん状の関節窩からなる関節↓**球関節**
・蝶番《ちょうつがい》の形と機能を持つ関節↓**蝶番関節**
・鞍《くら》状で大きく動かせる関節↓**鞍**《あん》**関節**
・楕円状の骨頭と関節窩からなる関節↓**楕円関節**
・その他の関節↓**平面関節、車軸関節など**

⑴足関節

足関節は脛骨（すねの骨）、腓骨（脛骨の外側に平行して並ぶ長骨）と距骨（足首の奥深くにある骨）が靱帯でつながることで構成されています（１０２ページ図36参照）。つま先を上下に向ける動きに関わっています。

足関節の構成は、大きくは脛骨、腓骨、距骨からなる「距腿《きょたい》関節」と、脛骨と腓骨からなる「遠位脛腓《けいひ》関節」のふたつに分けられます。距腿関節はつま先が上を向く背屈と、つ

図36 足関節の構造

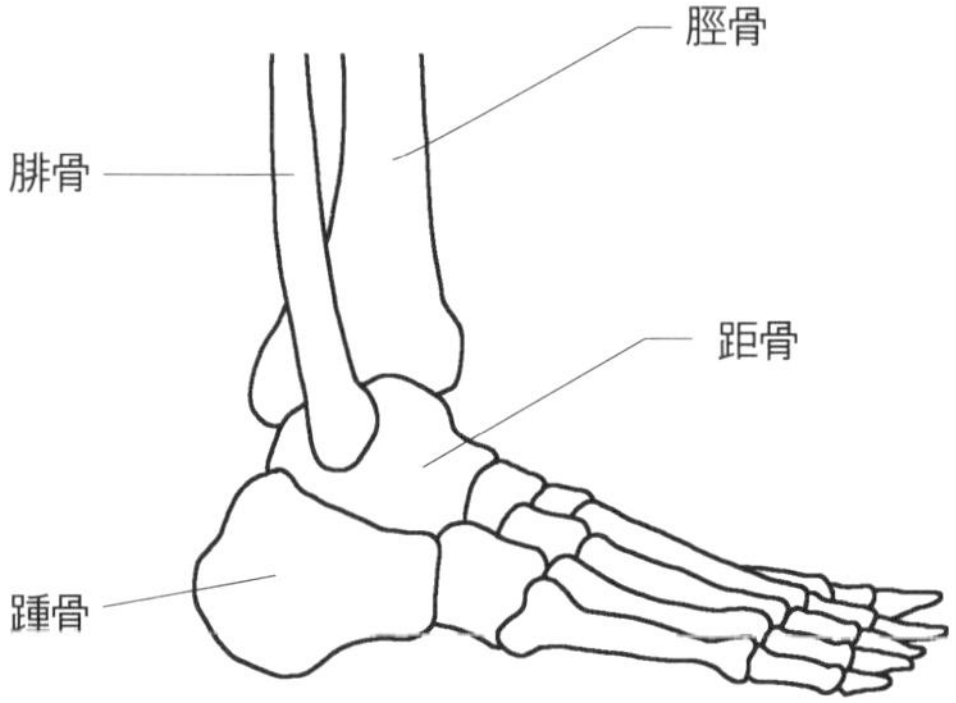

図37 足関節と足部の運動

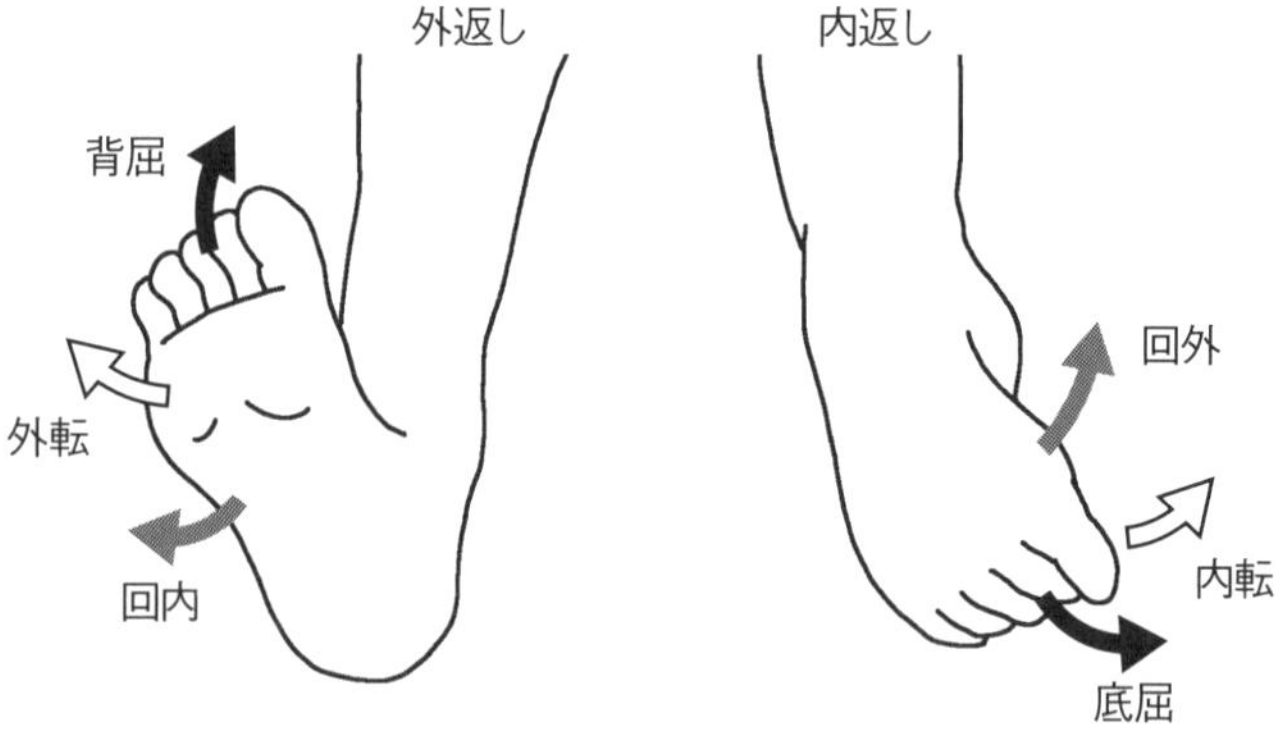

背屈20〜30度、底屈40〜50度、内転15〜25度、
外転5〜15度、回内40度、回外20度。
これらの複合運動によって内返しおよび外返しが起こる。

ま先が下を向く底屈運動を担っています。

距骨が脛骨と腓骨に接する部分を距骨滑車《かっしゃ》と呼び、距骨と踵骨《しょうこつ》からなる関節は距骨下関節といいます。距骨滑車と距骨下関節は、つま先が外を向く外転と内側を向く内転、さらに足底が内側を向く回外、外を向く回内という4方向の運動を担っています。距腿関節と距骨下関節が同時に動くと内返しと外返しが可能になります（**図37**参照）。

足関節と足部の運動

背屈20～30度、底屈40～50度、内転15～25度、外転5～15度、回内40度、回外20度。これらの複合運動によって内返し及び外返しが起こります。

(2)脊椎

脊椎とは、椎骨が連結したもの。頭側から頸椎7個、胸椎12個、腰椎5個があり、その下に仙骨、尾骨があります。側面からみると頸椎、腰椎は前弯（前方に弯曲）し、胸椎と仙椎は後弯（後方に弯曲）しており、これを「生理的弯曲」といいます（67ページ参照）。

脊椎は体を支える構造ですが、同時に脊椎の内部にある脊髄を守る働きがあります。椎

図38 頸椎の運動

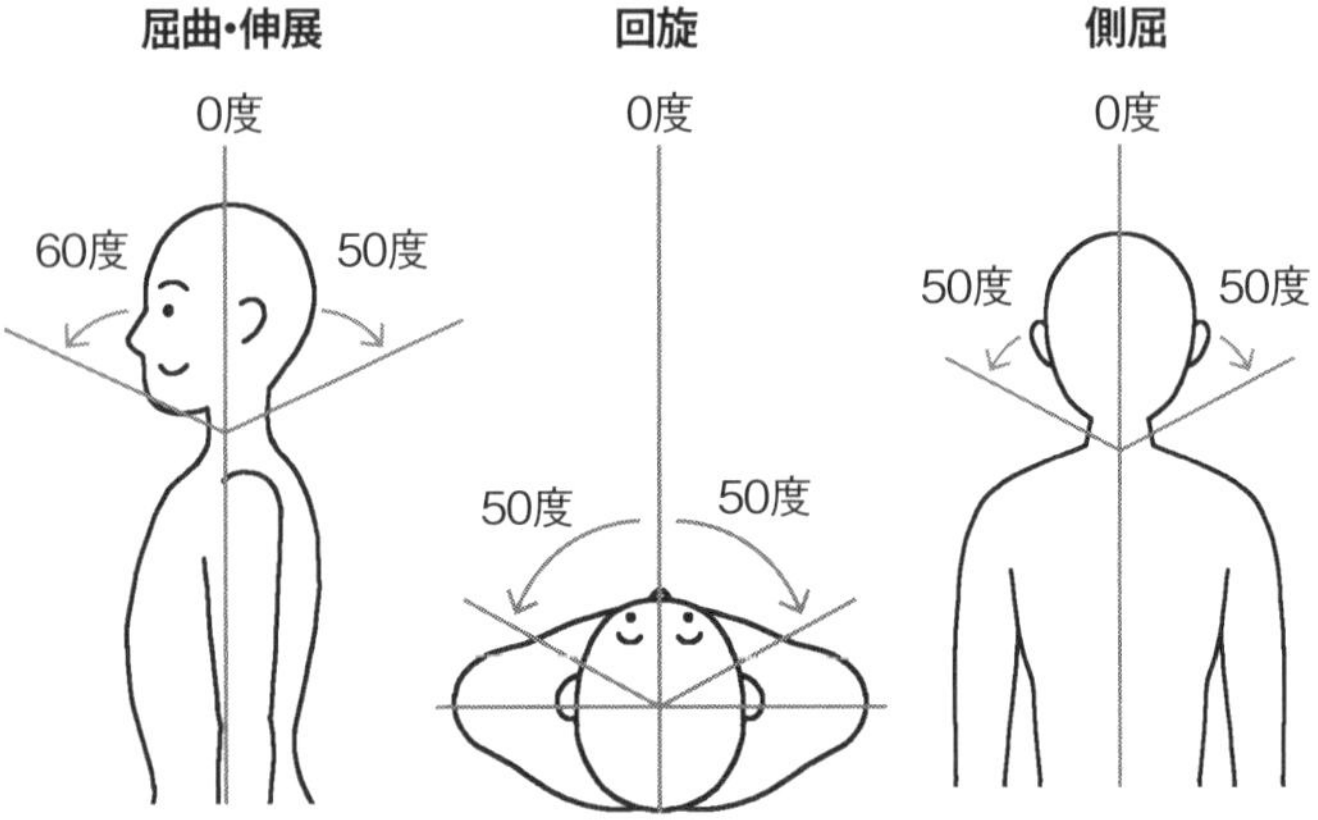

骨と椎骨の間には椎間板があり、クッションの役割を果たしています。

脊椎の運動

・頸椎：屈曲60度、伸展50度、左右の側屈各50度、左右の回旋各50度（**図38**参照）。
※頸椎は胸椎よりも回旋しやすい。

・胸椎：屈曲30〜40度、伸展20〜25度、左右の側屈各25度、左右の回旋各30度（**図39、40**参照）。
※胸椎は腰椎よりも回旋しやすい。

・腰椎：屈曲50度、伸展35度、左右の側屈各20度、左右の回旋各5度（**図41、42**参照）。
※腰椎は回旋しにくい。

図39 胸椎と胸郭の構造

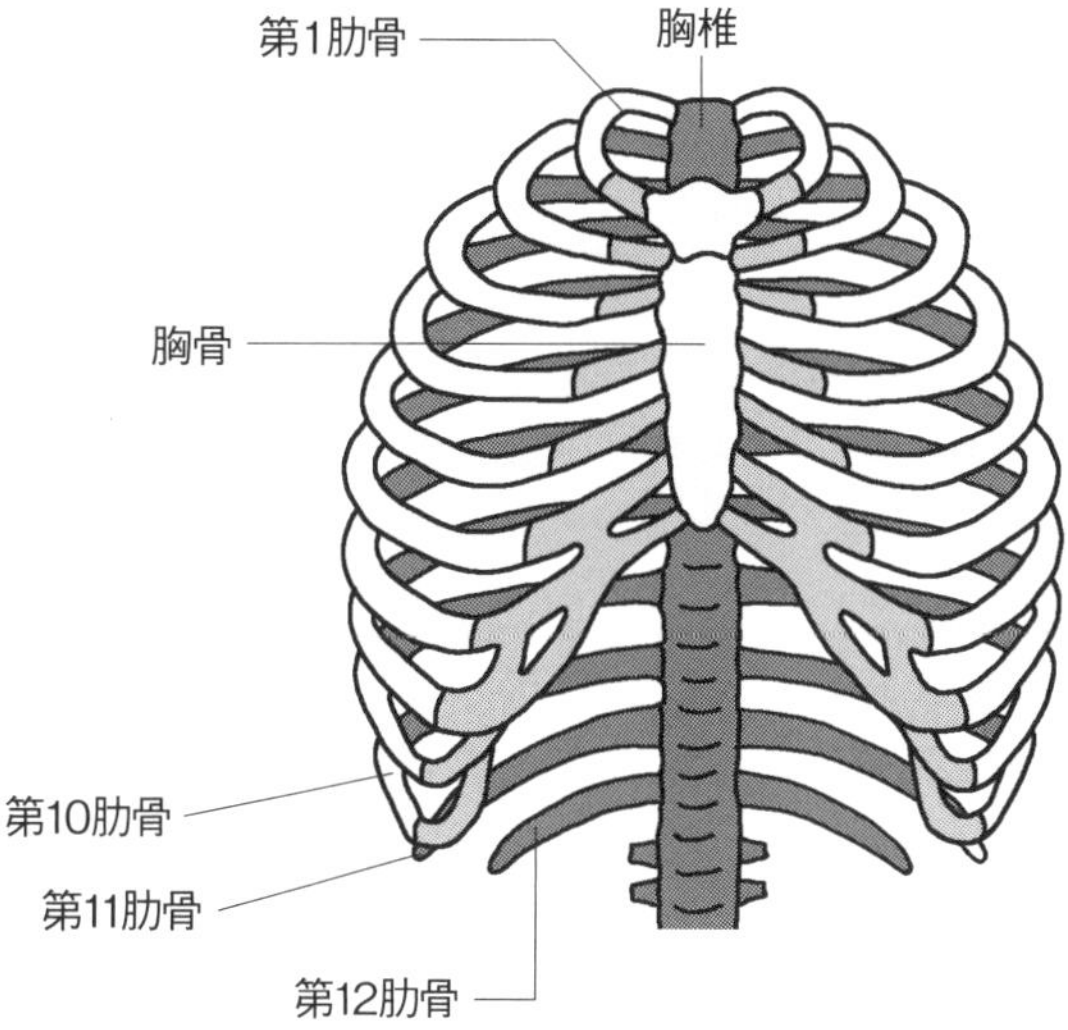

図40 胸椎の運動

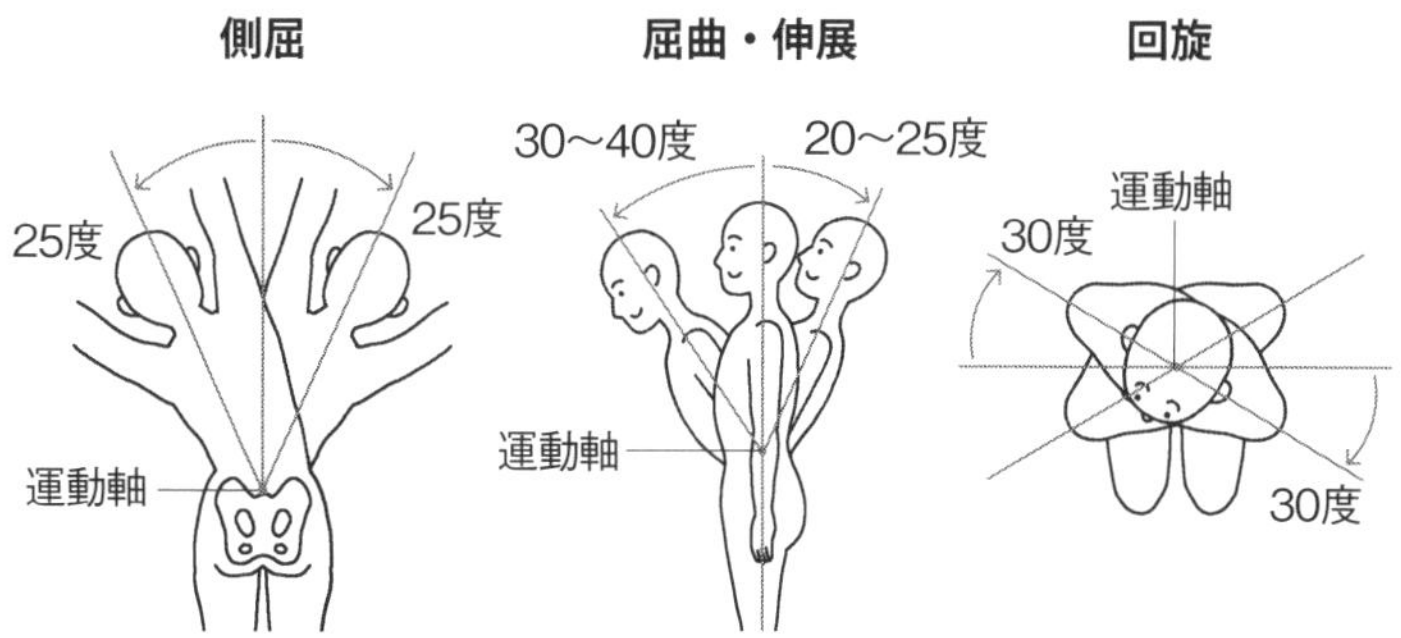

図41 腰椎の構造

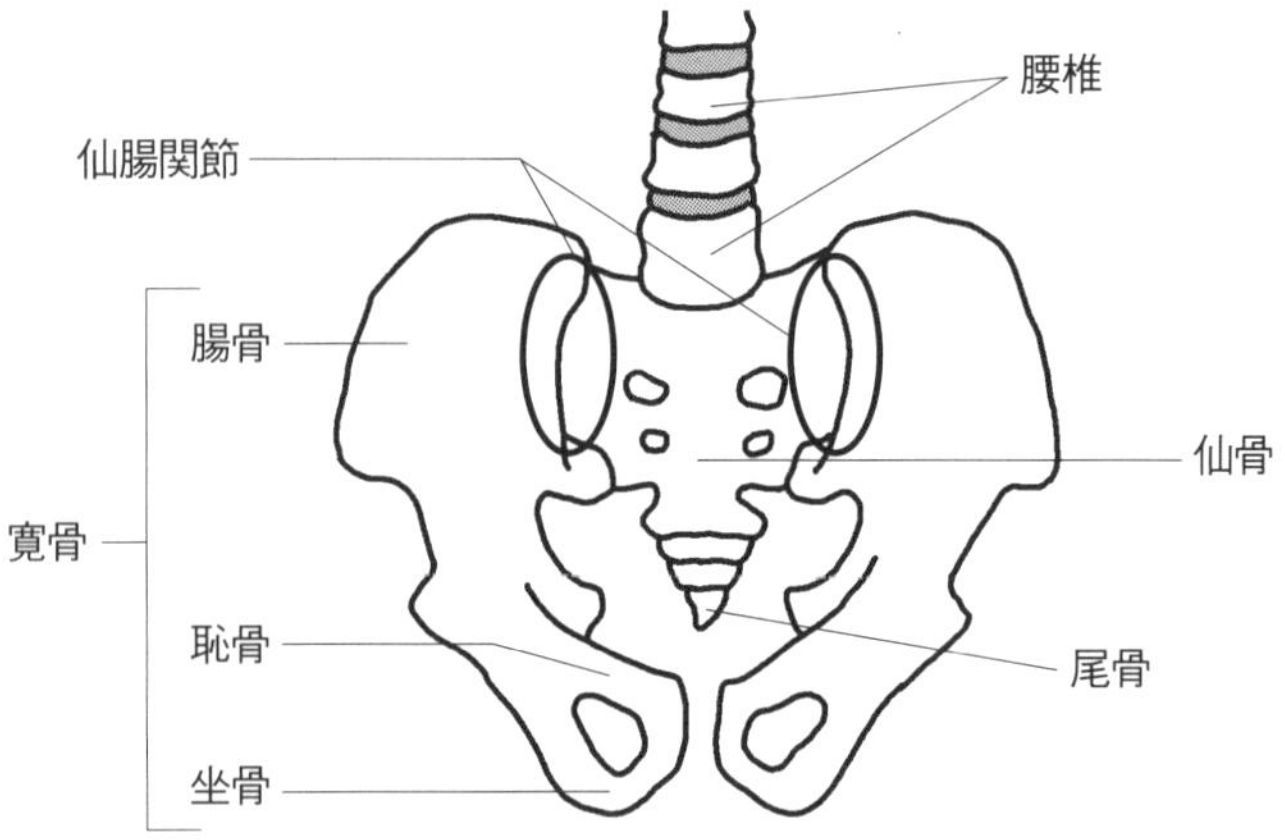

図42 腰椎の運動

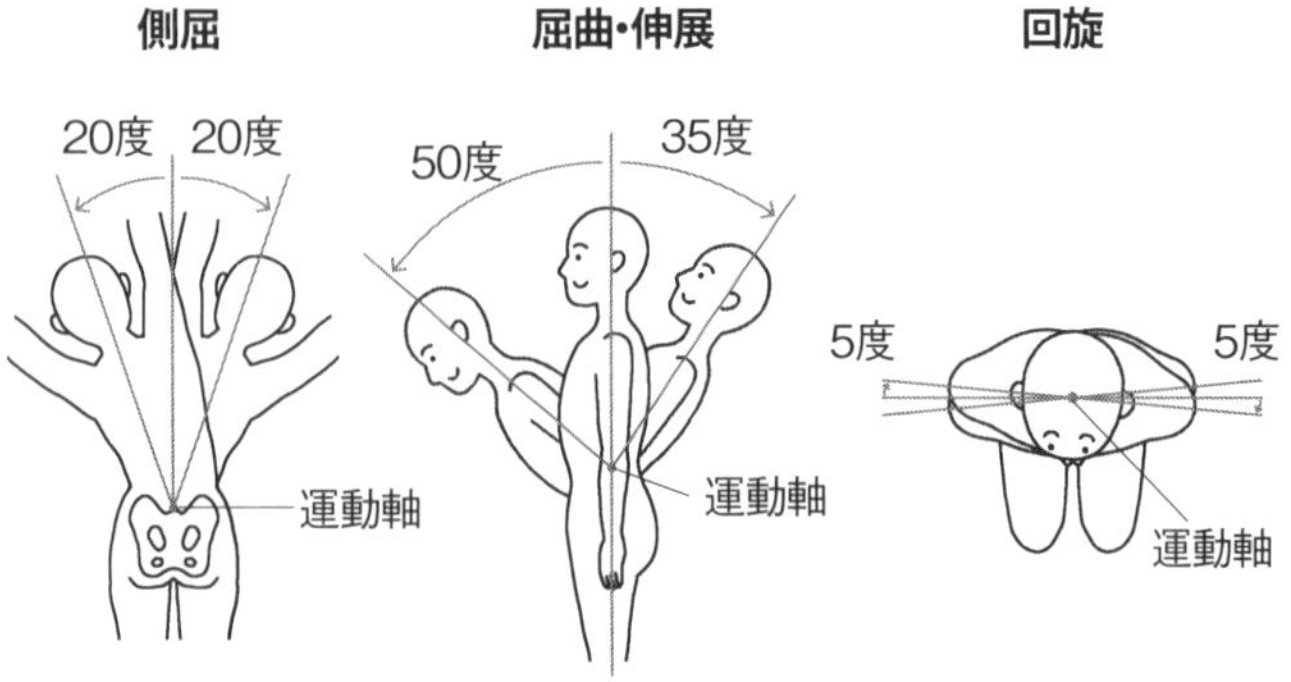

(3)仙腸関節

仙腸関節は仙骨（骨盤の骨）と左右の腸骨（骨盤の横の骨）で形成する関節で、周囲は強固な靱帯で結ばれています（図41参照）。

何らかの原因で炎症が生じることがあり、これを仙腸関節炎といいます。仙腸関節炎は、腰や太もも、お尻や下半身にまで痛みが広がることもあります。

感覚障害を生じる場合もあり、症状によっては日々のくらしに支障をきたします。原因は多岐にわたるため、根本的なものを早期に突き止める必要があります。

仙腸関節の運動

３～５㎜程度のわずかな動き。

(4)股関節

股関節は大腿骨の先端にあるボール形状の大腿骨頭と骨盤側でおわん型をした臼蓋《きゅうがい》との組み合わせでできた球関節の一種（図43参照）。臼蓋の深みがあるため、臼状関節ともよばれます。

普通に歩くだけでも、股関節には体重の3〜4倍の力がかかっているといわれます。股関節を動かす筋肉はほかの関節よりも多く、次のようなものがあります。

・大殿筋（お尻で最大の筋肉）
・中殿筋（お尻の筋肉のひとつ。大殿筋の上方に位置し、後部は大殿筋前縁部に覆われている）
・小殿筋（お尻の筋肉のひとつ。股関節の外側にあり、中殿筋の奥についている）
・腸腰筋（腰椎と大腿骨を結ぶ筋肉群の総称）
・大腿四頭筋（大腿筋のうち、大腿骨を挟み四方に存在する筋肉の総称）
・ハムストリングス（太ももの後面を形成する筋肉の総称）
・大腿内転筋（太ももの内側に存在する筋肉の総称）

股関節の運動

屈曲135度、伸展20度、外転50度、内転30度、外旋50度、内旋40度（**図44**参照）。

図43 股関節の構造

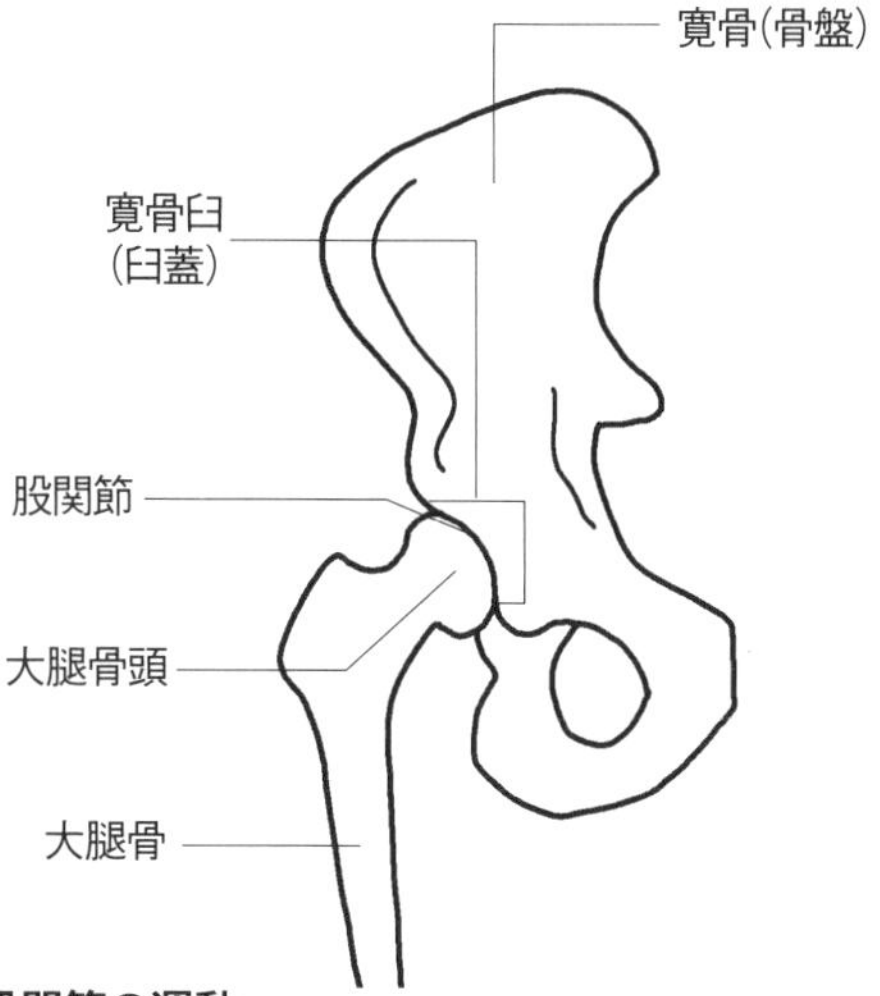

図44 股関節の運動

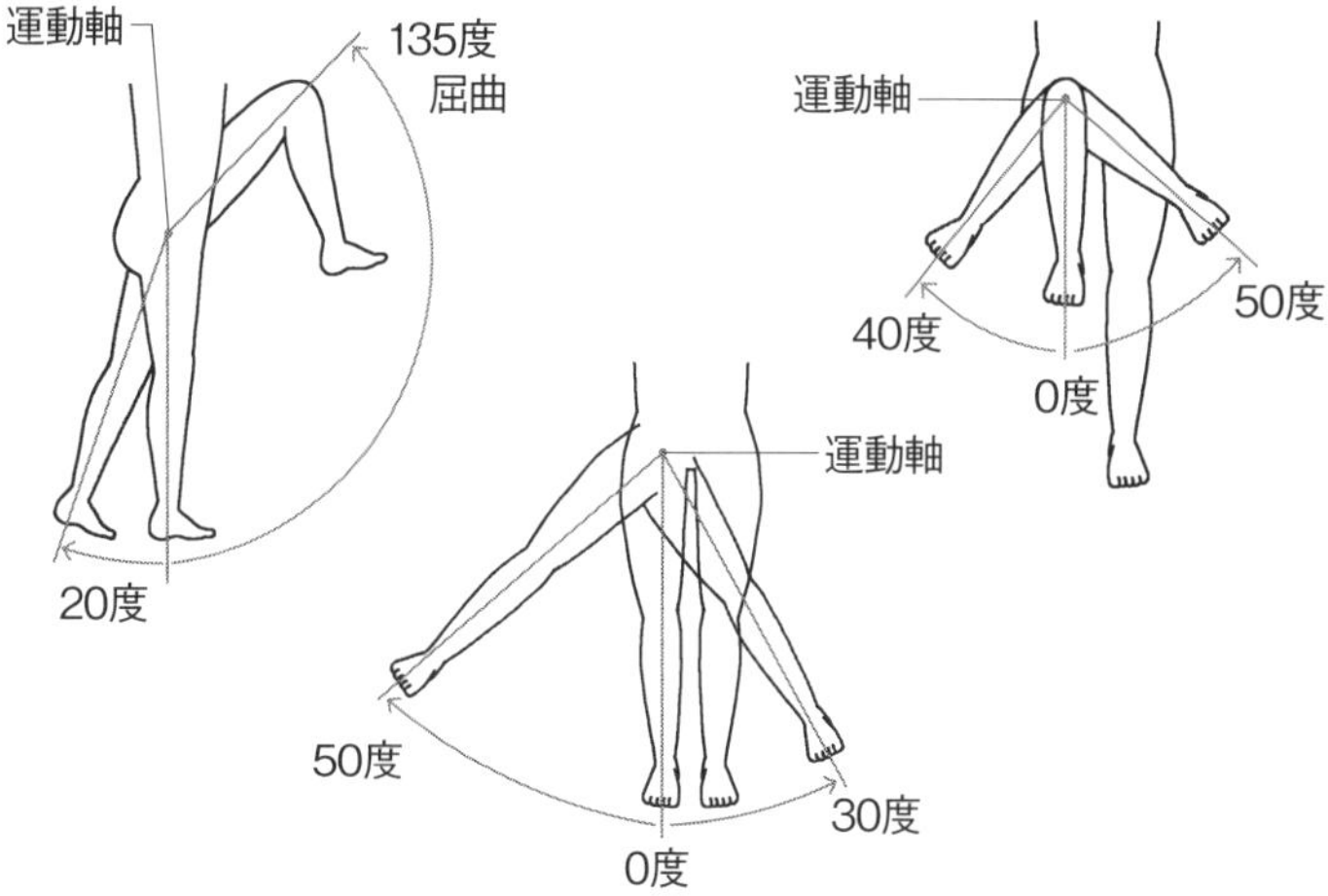

図45 ひざの構造（正面からの断面図）

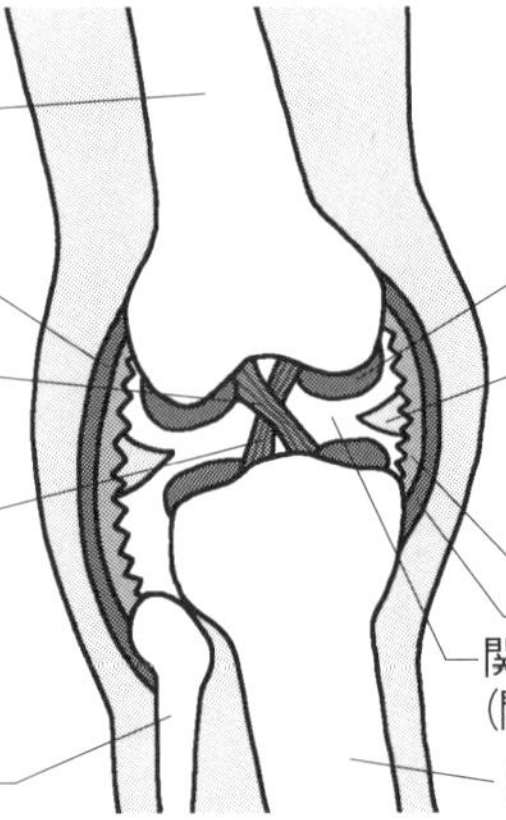

(5) 膝関節

膝関節は大腿脛骨関節（大腿骨と脛骨からなる）と、大腿膝蓋関節（大腿骨と膝蓋骨でからなる）で構成されています。

大腿骨と脛骨をつなぐ、主として4つの靭帯と半月板が膝関節を安定させています。膝関節は軟骨、半月板、関節液が働いており、滑らかに動かすことができます（図45参照）。

膝関節を動かす筋肉には大腿四頭筋、ハムストリングスがあります。

ひざの運動

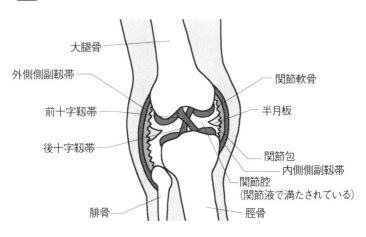

日常生活におけるひざの屈曲角度は、正座をするときで150度前後、しゃがんだときで120度、歩行時で60度前後。椅子からの

立ち上がり動作90～１３０度、階段を上がるには75～１４０度、ゴルフやガーデニングなどの動作では１３０～１５０度が必要になります。

(6)肩関節

肩関節は上腕骨と肩甲骨で構成される球関節。肩甲上腕関節（甲骨と上腕骨をつなぐ間の部分）と肩峰《けんぽう》と鎖骨をなす肩鎖《けんさ》関節（肩甲骨と鎖骨からなる）、胸鎖《きょうさ》関節（胸骨と鎖骨からなる）があります（**図46**参照）。

【肩関節の運動】
外転１６０～１８０度、内転20～40度、外旋60度、内旋70度、屈曲１５０～１７０度、伸展40度（**図47**参照）。

(7)肘関節

肘関節は上腕骨（上腕を形成する骨）と橈骨（前腕の親指側にある細長い骨）、尺骨（前腕の小指側に橈骨と並んである細長い骨）の３つからなる複合関節。蝶番関節として

図46 肩関節と肩甲骨の構造

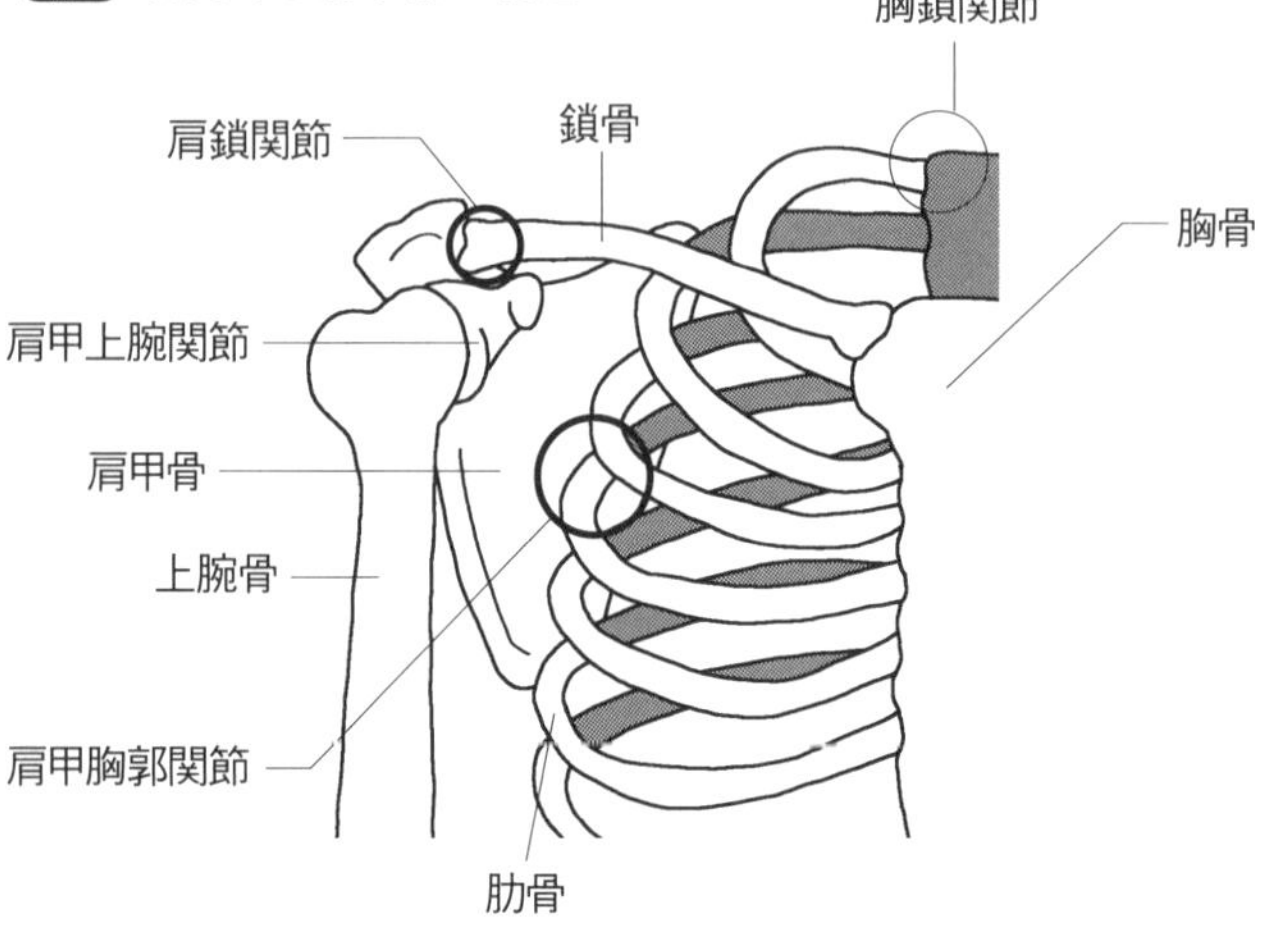

図47 肩関節の運動

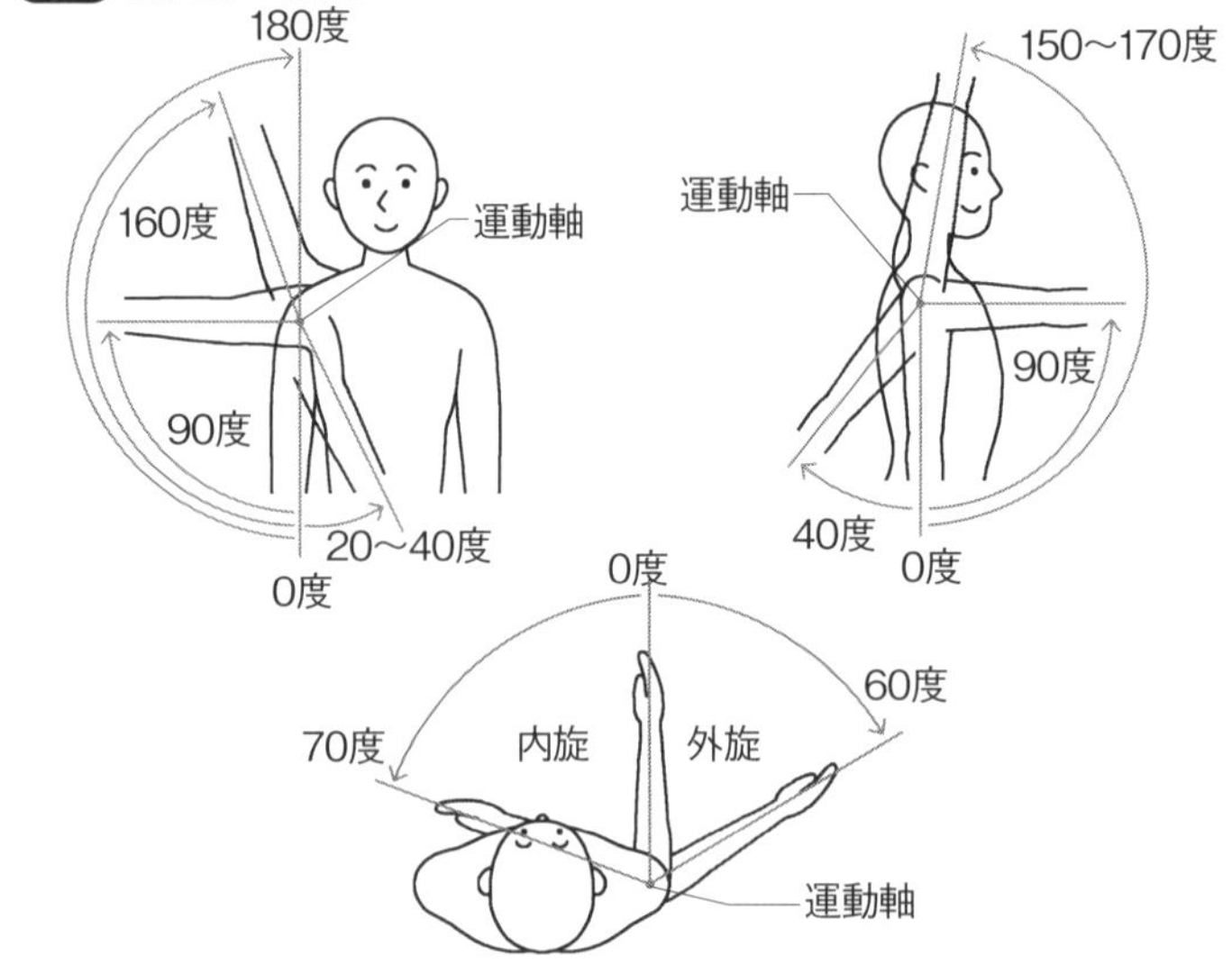

分類されます（図48参照）。

これら3つの骨は互いに接触しています。肘関節のまわりは筋肉や腱に囲まれ、補強されています。上腕骨と尺骨の関節が腕尺《わんしゃく》関節、上腕骨と橈骨の関節は腕橈関節になります。橈骨と尺骨の間には上橈尺関節があります。

図48 腕と手の骨の構造

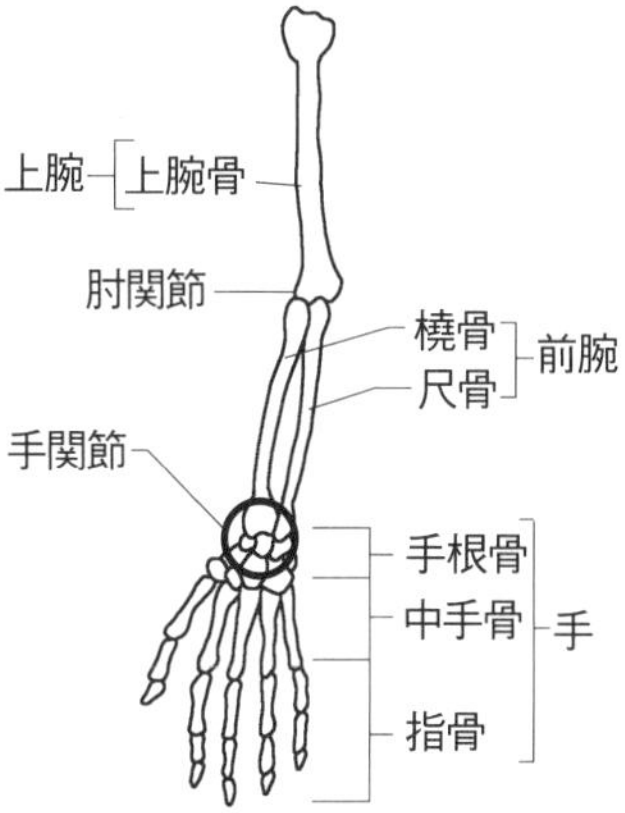

肘関節の運動

屈曲１４０～１５０度、伸展０～10度、回外90度、回内85度。ひじを曲げる際には上腕筋、上腕二頭筋、腕橈骨筋の３つの筋肉が働きます。肘関節を曲げる角度が90度付近になったあたりで最大筋力を発揮します。

ひじを伸ばすときは上腕三頭筋が大部分を担っています。肘関節を曲げる角度が30度付近で最大筋力を発揮します。

(8)手関節

手関節は橈骨、尺骨と8つの手根骨（手骨のうち、手首のところにある骨）を含めた10個の骨で構成されます（**図48**参照）。橈骨手根関節、手根中央関節、下橈尺《かとうしゃく》関節からなる複関節です。

手関節の運動

屈曲（掌屈）90度、伸展（背屈）70度、撓屈25度、尺屈55度。

4、関節は日々硬くなっている

「歳をとると体が硬くなる」は間違い

体が硬くなることを「歳のせい」にしていませんか。**じつは、体の硬さは年齢とは関係ありません。**

体の硬さは関節の可動域、つまり動く範囲で決まります。可動域が狭くなればなるほど、「硬い」のです。

80歳を過ぎても、開脚をして上体が床につくまで前屈できる人はいます。一方で最近は、小学生であってもコチコチという子が増えてきています。

その背景には遊び方の変化があります。子どもたちが外で走り回る機会が減り、室内でタブレットやスマートフォンに向かう時間が増えています。

そんな毎日を送っていれば、筋力は低下します。体が緊張する時間が長くなり、硬くなるのも無理はありません。近年の「ＩＴ化」に伴い、体の不活化は老若男女問わず進んでいます。

仕事にせよ勉強にせよ、机に向かうなど、**同一の姿勢を取る時間が長くなれば、血流は確実に悪くなります。すると酸素の運搬量も減るため、体はますます硬くなります。**

生活でのこのようなくり返しが体を硬くする

日常的に、これらに該当している人も多くいらっしゃるのではないでしょうか。

- 仕事はほぼ毎日デスクワークが中心
- 遠距離通勤（通学）をしている
- スマートフォンでゲームをしている
- テレビを見たり、新聞を読んだりするのが日課
- 同じ姿勢で立ち仕事をする時間が長い
- トレーニング前後のアップ＆ダウンをしていない

・ケガや病気をしたあとのリハビリが不十分

体や頭が「疲れたな」と感じたとき、すでに体はかなり硬くなっている状態にあります。**疲れを感じる前に体勢をこまめに変える習慣が必要**です。座っているのなら、立ち上がりましょう。立っているのであれば、重心を左右へこまめに移動。座ってもかまわない状況なら、早めの休息を取る必要があります。

「体のために」と励んでいるトレーニングも要注意。いきなり体を動かすのは厳禁です。日頃からたまっている体へのストレスや歪みをまず取り、おもむろに始めましょう。終了後のダウンやリカバリーもしっかりと。これを怠ると、疲労が蓄積され、体の硬化も進んでいきます。

ケガや病気をしたあとは、筋肉が萎縮したり、筋力が低下したりします。早い段階から、医療機関は適切なリハビリテーションのプログラムを組み、進めてくれますが、それと並行し、自分でもリカバリーをしていきましょう。その併用がうまくいかないと、障害を残すこともあります。医療機関でのリハビリが終了（打ち切り）になったあとも、自らのリカバリーは継続する必要があります。

コツっとひと息！

脊椎疾患について

椎間板が椎骨の間からずれて突出する状態を椎間板ヘルニアといいます。ただし、神経痛症状を伴うものが病気のようになりますが、椎間板が突出しても症状を起こさない場合もあります。

脊椎が上下の位置関係からずれることをすべり症といいます。

背骨の中を通る脊髄からの神経の通り道である脊柱管の一部が通常よりも狭くなり、神経や血管が圧迫される状態を「脊柱管狭窄症《せきちゅうかんきょうさくしょう》」といいます。脊柱管狭窄症には3つのタイプがあります。

・神経根型

脊髄から左右に枝分かれする神経の根の部分が圧迫されるタイプ。左右どちらかの腰や脚に痛みやしびれが生じます。他に「間欠性跛行《かんけつせいはこう》」（しばらく歩くと足に痛みやしびれを生じ、少し休んだり上体を前方に丸めたりするとまた歩けるようになる症状）も現れます。

・馬尾《ばび》神経型

脊髄の末端にある馬尾神経が圧迫を受け両側の腰や脚に痛みやしびれが生じます。間欠性跛行も現れます。

・混合型

神経根と馬尾の両方が圧迫され、さまざまな症状が現れます。

脊柱管狭窄症を避けるためにも、上体を後ろに反るような動作（背筋運動など）や、長時間歩いたり立ち続けたりすることは日頃から慎むようにしましょう。

第4章

体が変わる！
関節・皮膚体操

1、関節と皮膚の不思議な関係

皮膚の知られざる働き

あなたの関節が硬くなるのはなぜでしょうか。

筋の硬さや筋力の低下だけが問題ではありません。じつは**「皮膚の動き」も関節の動きに大きな影響を与えている**のです。

皮膚と関節の関係。いきなりそんなことを言われても、ぴんと来ない。そんな人も多いでしょう。

一般成人の皮膚の面積は約1・6㎡。これは畳約1畳分の広さに相当します。

皮下組織を除く皮膚の厚さは場所によって異なりますが、平均で1・5㎜ほど。重さにすると、皮膚のみでじつに約3㎏にもなるのです。ちなみに脳は約1・4㎏、肝臓が1・

２〜２kg。つまり、皮膚は私たちの体で最大の「臓器」に当たるのです。

これまで皮膚といえば、単に人の体を全体的に覆っている膜のようなもの。私たちの認識はそれ以上でも以下でもありませんでした。

しかし、近年では皮膚のさまざまな機能がわかってきています。皮膚に備わっているセンサーは脳と直結し、多くの器官に働きかけを行っているのです。

皮膚をバランスよく動かす

私は長年にわたって、トップアスリートからバレリーナ、ダンサー、演奏家から一般の方まで含め、リカバリーのお手伝いをしてきました。その間に一貫して感じ続けてきたことがあります。それはひと言で言えば、

「皮膚の動きには個人差がある」

ということです。

ケガが少なく、パフォーマンスの優れている人は皮膚の動きもじつに「スムーズ」。これはプロに限りません。一般の方も同様。肩こりのない人はやはり肩周辺の皮膚の動きがよいのです。

しかし、皮膚の動きがよければいいというものでもありません。度がすぎると、かえって関節や筋肉に負担が加わってしまいます。

ゴルフのスイングを例に考えてみましょう。右スイングの場合、同一方向（左）への動きをくり返すことにより、皮膚にねじれが起こります。その影響は左の仙腸関節や肩関節、頸椎にも及びます。

野球のスイングでも同様。イチロー選手は現役当時、フリーバッティングを始める前に必ず右のスイングをしてから打席に入っていました。ご存じの通り、イチローは左打ち。なぜ、右のスイングを自らに課していたのでしょうか。

これは私の憶測ですが、恐らく彼は皮膚のねじれを感覚的にわかっていたのではないでしょうか。イチローといえば、自分自身の体を知り尽くし、リカバリーを入念に行っていたことで知られています。それほどの選手なら、当然、皮膚のねじれは気になっていたはず。それを戻すために、右のスイングをしていたのでしょう。

以前、ゴルフのティーチングプロと一緒にプロも含むゴルファーを指導していたことがあります。前述した通り、ゴルフのスイングは同一方向へのねじれのくり返し。そのため足関節、ひざや股関節、仙腸関節や肩、頸などを痛めやすいのです。

私のパートナーであるティーチングプロの指導は独特でした。短くつくった特製のクラブを使い、高い台の上にボールを載せます。あとはひたすらそのボールを打つ練習をくり返すのです。その結果、生徒たちは体をねじらず、自分の中心軸を使って打つフォームを体得していきました。

そのあと、生徒たちの体をリカバリーすると、ゴルファー特有の皮膚のねじれはほとんど見られませんでした。それだけではありません。関節や筋肉のトラブルも非常に少なかったのです。

皮膚の動きがよい人は自分の体の不具合を察知するのも早いため、皮膚のリカバリーを行えば、早期にトラブルから解消されます。

一方で、皮膚の動きが思わしくない人は関節や筋肉の動きもいまひとつ。体調不良への対応も遅くなる傾向にあります。

皮膚の動きは筋肉同様に拮抗しています。拮抗筋の活動に関係しているのです。関節の位置や姿勢にも影響を与えています。

私はこの皮膚の動きと関節運動との関連に着目してきました。皮膚の動かし方を体操としてアレンジし、「皮膚体操」の普及に力を入れてきました。

皮膚体操は子どもから高齢者まで、幅広い年齢層の人々が簡単に取り組めるものです。皮膚を動かす方向さえ覚えれば、どこでも気軽に始められます。特別な器具などはいりません。特別な設備のある場所に行く必要もない。いつでもどこでも実践できるセルフメディケーション法です。

この本でも随時、皮膚体操を紹介しています。「これは役に立つ」と思われたものがあれば、ぜひご活用下さい。

2、体の硬い人注目！　体を劇的に柔らかくする皮膚体操

硬さをチェックしてみよう

まずは、いまその場で立位体前屈をしてみて下さい。床と指先の間の距離はどれくらいでしょうか。

なかには手のひらが全部床につく人もいるでしょう（「全部つく」という方は柔らかすぎの可能性も。第１章に飛んで下さい）。私の臨床経験によれば、第２関節ぐらいが床につく人は、腰背部の状態は割と安定しています。

指先が床から５㎝以上離れている人は、いつ腰痛が起きてもおかしくない状態。そんな人は次のことを試してから、もう一度立位体前屈をしてみましょう。

❶立位体前屈の姿勢から「全身脱力」をして左右の中指の先をゆっくり回します（図49参照）。
❷同様の状態から左右の手で交互にグーとパーをくり返しながら行います。
❸近くに体の柔らかい人がいたら、その人の体の一部（部位はどこでもよい）に触れます。
❹髪の毛を後ろで束ねます。後ろ髪が短い人は前髪を後ろに持っていきます。
❺短髪で束ねられない人は鼻を指で上に上げます。

図49 立位体前屈の姿勢で「全身脱力」して、左右の中指の先をゆっくり回す

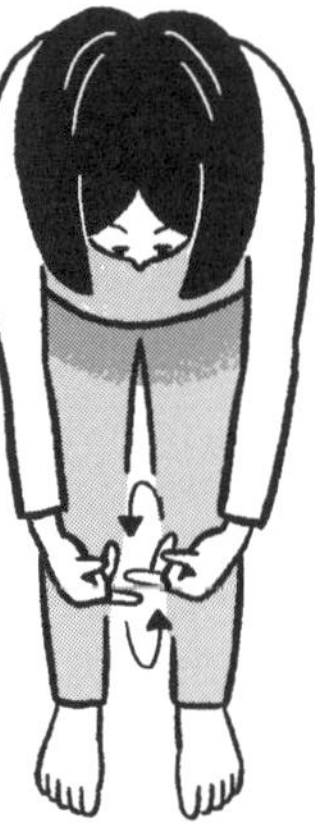

さて、❶〜❺で一番前屈の効果が上がったのはどれでしたか？
じつは、❶〜❸はとくに個人差がありますが、❶〜❺はどれも前屈の効果を高めるものです。なかでも❹と❺には皮膚の動きが関係しています。
以前、ものまねタレントがセロハンテープを使って顔中の皮膚をリフトアップしているのをテレビで見たことがあります。あれだけ上げていたら、かなり前屈角度が上がっていたことでしょう。

私たちの皮膚は関節の動きに合わせ移動する方向が決まっています。

皮膚体操は皮膚の動きを誘導し、関節の動きを改善します。一見、地味な動きに見えますが、体の硬い人はぜひ試してみて下さい。

ただ、私の経験上、筋肉へのストレッチは知っていても、「皮膚の動きはよくわからない」という方が多いようです。そんな方にも皮膚の動きを体感してもらう方法があります。手の皮膚を使ってウォーミングアップとして、やってみましょう。

皮膚体操のウォーミングアップ

左手の甲側に右手の指を当てます。右手の指をまず左手の指先方向へ、次に手首方向へとゆっくり交互に動かします（50ページ**図24**参照）。このとき、皮膚の動きより右手の動きが大きくなると、「さする」ことになってしまい、これはＮＧ。**皮膚を動かせる範囲は限られているため、その最大の動きの範囲で皮膚をモジモジと動かす**のです。

指圧ではありませんから、力加減は皮膚が動く最低限の「密着」でかまいません。

皮膚を動かすリズムは１秒間に１往復程度。ゆっくりくり返しましょう。

皮膚体操の基本は「さする」のとも「圧《お》す」のとも異なる「動かす」感覚にあります。手の皮膚を使ったウォーミングアップでその奥義をつかんで下さい。

皮膚と関節の動きはリンクする

先ほどのウォーミングアップと同じ構えをもう一度してみましょう。左手甲に当てた右手を手首のほうに動かしながら、左手の皮膚を移動させます。このとき、左手の指を曲げてみて下さい。曲がりにくくありませんか。

次に右手を左手指先のほうに向けて動かし、左手の皮膚を移動。その状態で左手の指を曲げてみましょう。今度は曲がりやすいはずです。

おわかりでしょうか。皮膚を動かす方向によって関節の動きは左右されるのです。

3、代表的な各関節の皮膚体操

図50　頭部の運動

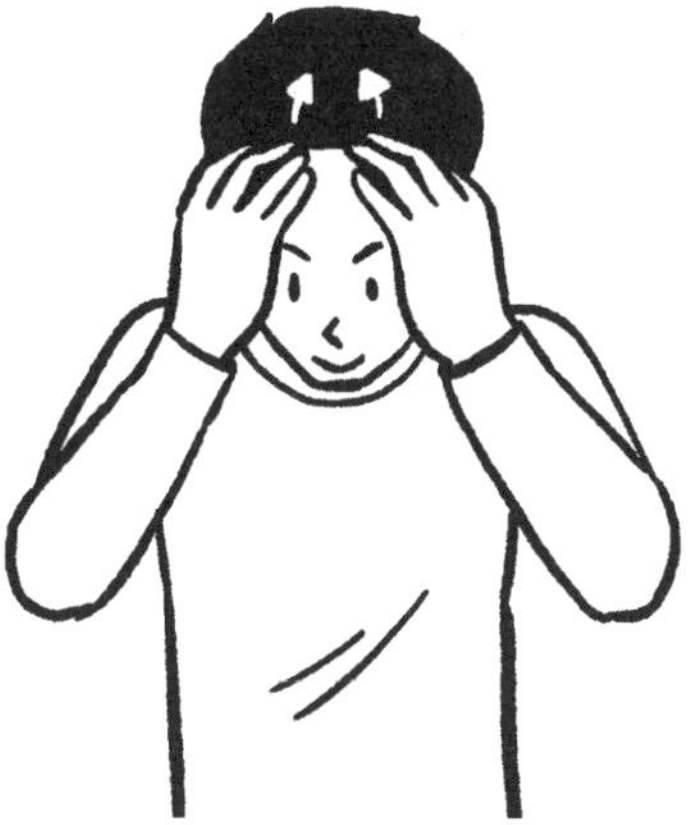

(1)頭部の運動

脳を活性化し、頸から肩上部の血流を促進します。

やり方《図50》

おでこに指を当てます。
頭頂部に向かって皮膚を上に10回上げます。
10回目に皮膚を上げた状態で10秒間キープします。

(2)頸部を回す（横を向きにくい場合）

左右横を向いてどちらか向きにくい方向がないかを確認します。

やり方

＊右側を向きにくい場合《図51》

①左右の頬に手を当てます。

②右手は斜め上方に、左手は斜め下方に向け、同時に皮膚を動かします。各12回。

③最後の1回は移動した方向で5秒間キープ。

④手を離し、左右の動きを確認。

＊左側を向きにくい場合

①左右の頬に手を当てます。

②左手は斜め上方に、右手は斜め下方に向け、同時に皮膚を動かします。各12回。

図51 頸部を回す（右側を向きにくい場合）

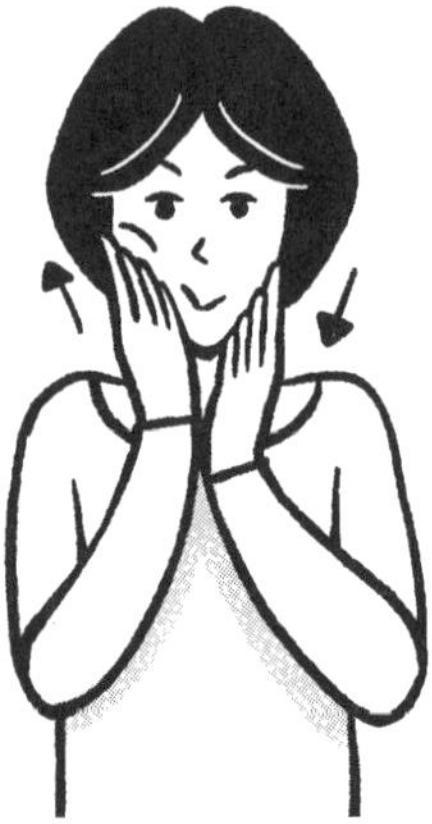

左側を向きにくい場合は、左右の手の動きを逆にします。

③最後の１回は移動した方向で５秒間キープ。
④手を離し、左右の動きを確認。

(3)頸部を曲げる（下を向きにくい場合）

▽頸椎上部の運動《図52》

図52　頸椎上部の運動

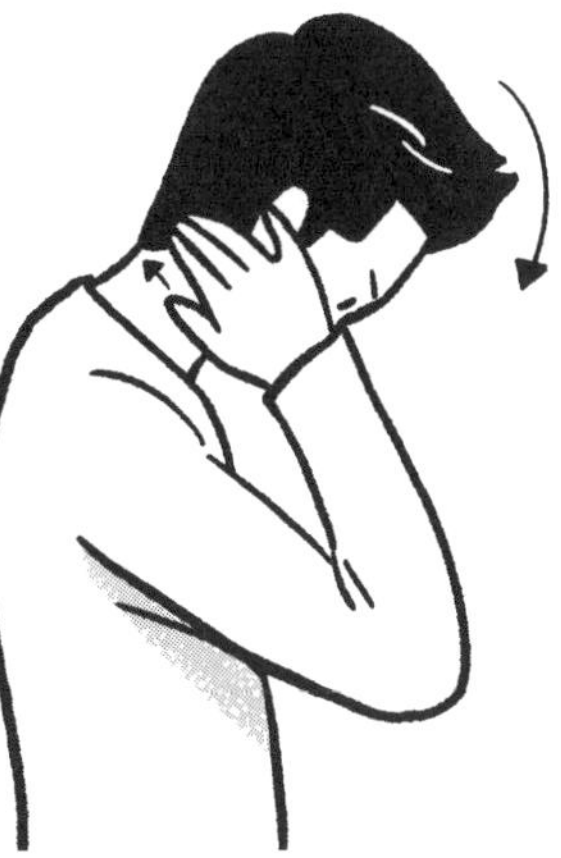

やり方

①両手を頭の後ろ（後頭骨下）に当てます。
②左右の頸部の皮膚を頸椎に向け移動。顔を下に向けます（屈曲）。これを５回くり返して下さい。

▽頸椎下部の運動

やり方

①手の位置を頸椎下部に移動。

②頸椎上部の運動と同様の運動を5回くり返します。

(4)肩を外転させる（腕を横に上げにくい場合）

やり方

＊右腕を横に上げにくい場合

①左手を右の鎖骨下に当てます。

②左手を鎖骨に向け移動し鎖骨下の皮膚を「浮かせる」。

③その状態をキープ。右腕を横にゆっくり6回上げます。

＊左腕を横に上げにくい場合

左手を右手に変えて、同様の動作をして下さい。

(5)体幹を回す（上体を左右へ回しにくい場合）

上体を左右に回してみて、どちらか回しにくい方向がないかを確認します。

やり方

＊右側に向きにくい場合《46ページ図19》

①左手を右の胸に当てます。
②斜め上方（肩先）に向け、皮膚を10回移動。
③続いて右手を左胸に当てます。
④右手を斜め下方（みぞおち）に向け、皮膚を10回移動。
⑤手を離し、上体を左右に回して動きを確認します。

＊左側に向きにくい場合

①右手を左の胸に当てます。
②斜め上方（肩先）に向け、皮膚を10回移動。
③続いて左手を右胸に当てます。
④左手を斜め下方（みぞおち）に向け、皮膚を10回移動。
⑤手を離し、上体を左右に回して動きを確認します。

図53 下肢の3カ所のくぼみをつまむ

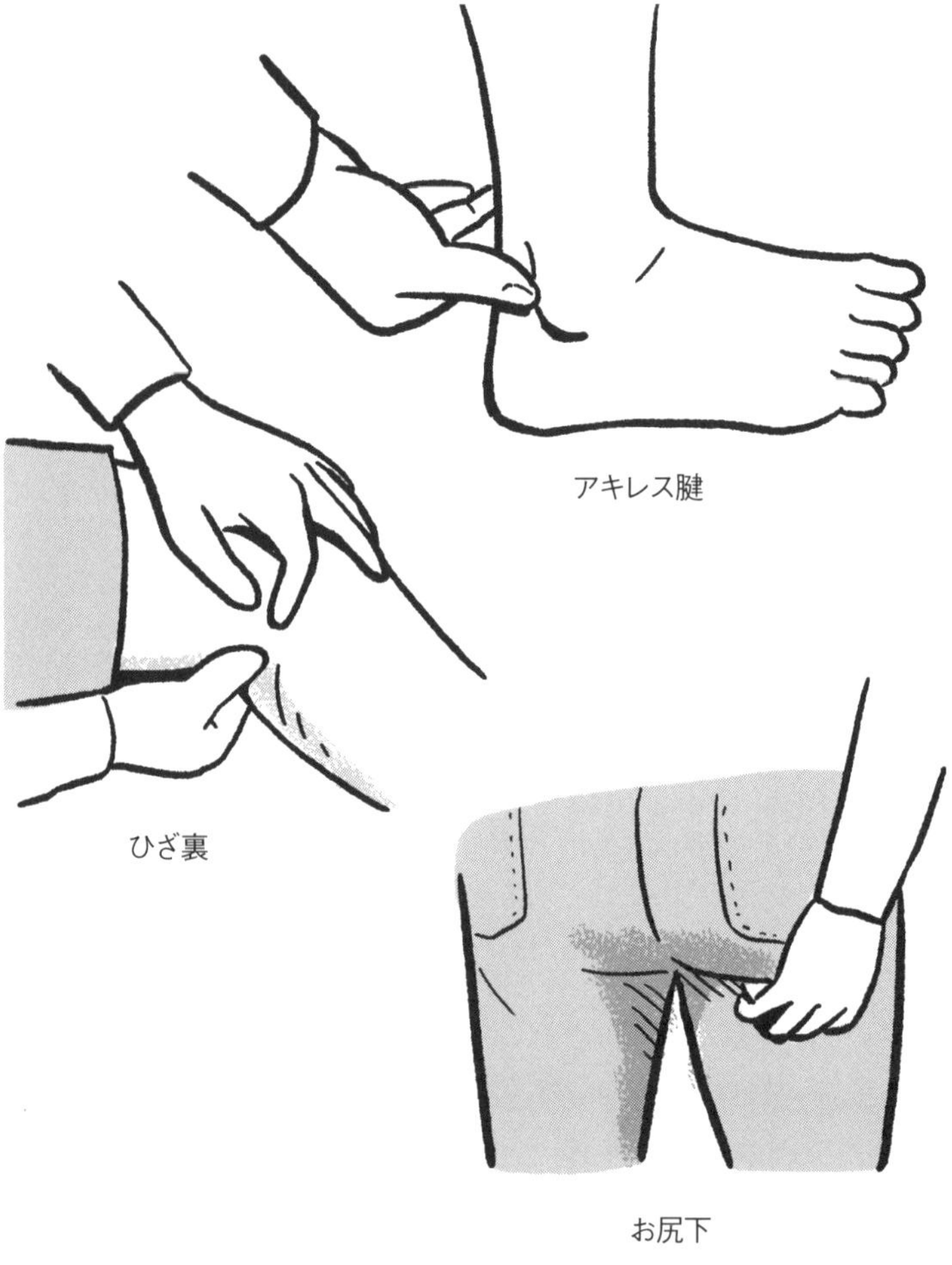

(6)体幹を前に曲げる（上体を前に曲げるのが苦手な場合）

やり方　《図53》

①脚のくぼみ（アキレス腱部）をつまみ、５秒間キープ。もう片方の脚、左右のひざ裏、お尻下も同様に。

②前屈運動を行って下さい。２セット。

(7)体幹を後ろへ反らす（上体を後ろへ反らすのが苦手な場合）

やり方　《図54》

①立ったままの姿勢で両足を骨盤幅より広げ、お尻に手を当てます。

②お尻の皮膚を10回上に上げます。

③10回目にお尻の皮膚を上に上げたまま、上体を後ろに反らせます（後屈運動）。

※脊柱管狭窄症の人は無理をしないこと。

(8)仙腸関節を動かす

やり方　《40ページ図12》

①立ったままの姿勢で骨盤に手を当てます。

②左右均等に骨盤まわりの皮膚をモジモジと動かします。10回。

③目的別に皮膚を誘導（左記を参照）。各10回。

・早歩きの人、ジョギングをしている人↓右から左に皮膚を誘導。

・脚を組んだとき、右脚を上に乗せる人↓右から左に皮膚を誘導。

・脚を組んだとき、左脚を上に乗せる人↓左から右に皮膚を誘導。

・体に痛みがある人↓痛みがある側に皮膚を誘導。

※タオルを使ってもOK。両手でタオルを持ち、骨盤中央に当て、左右に動かします。

図54 お尻の皮膚を上に上げる

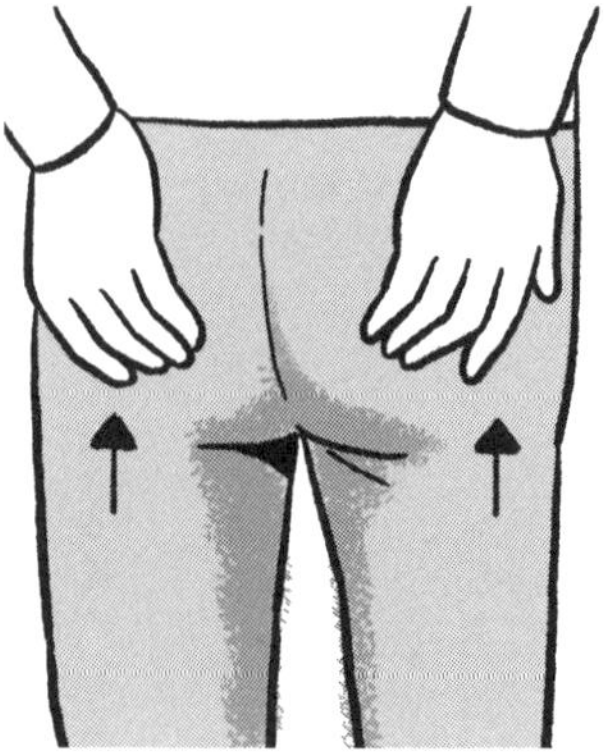

(9)膝関節を伸ばす

やり方

＊左ひざが伸びにくい場合

①右手を左ひざ上（太もも側）に、左手を左ひざ下（くるぶし側）に当てます。

②上下の皮膚を伸ばし、5秒キープして戻します。

これを3セット行います。
③左ひざをゆっくり5回最大限に伸ばします。

＊右ひざが伸びにくい場合
①左手を右ひざ上（太もも側）に、右手を右ひざ下（くるぶし側）に当てます。
②上下の皮膚を伸ばし、5秒キープして戻します。これを3セット行います。
③右ひざをゆっくり5回最大限に伸ばします。

⑽膝関節を曲げる

やり方

＊膝関節が曲げにくい場合
①椅子に座った姿勢で太ももの後ろに両手を当てます。
②お尻の方向に向かって皮膚を10回誘導。
③最後の10回目に皮膚を移動した状態で10秒間キープ。
④手を離し、ひざを5回曲げ伸ばしします。

4、スポーツでのパフォーマンス向上を図るための皮膚体操

(1)ゴルフ

ゴルファーにとって、足関節の安定性はショットの精度を上げる上で重要な要素のひとつです。

次の運動を、第1章の足関節の支持力強化運動（31ページ参照）と併用すると効果倍増です。スイングアークを大きくするのに役立つ胸郭の運動にもなります。

ゴルフのスイングでは、同一方向のねじれが常に起こります。ラウンド時には、スイング前に反対側のスイングをハーフ後と終了後、各5回行うといいでしょう。

やり方 《46ページ図19》

＊テイクバックを大きくする（右打ちの人）
①左手を右の胸に当てます。
②斜め上方（肩先）に向け、皮膚を10回動かします。
③右手を左胸に当てます。
④斜め下方（みぞおち）に向け、皮膚を10回動かします。
⑤テイクバックをしてみます。
※レフティー（左利き）の人は左右を変えて同じ運動をして下さい。

＊フォロースルーを大きくする（右打ちの人）
①左手を右の胸に当てます。
②斜め下方（みぞおち）に向け、皮膚を10回動かします。
③右手を左胸に当てます。
④斜め上方（肩先）に向け、皮膚を10回動かします。
⑤スイングをしてみます。
※レフティー（左利き）の人は左右を変えて同じ運動をして下さい。

⑵テニス

テニスは足関節のねんざを起こしやすい種目。ねんざ経験のある人はもちろん、まだしたことのない人こそ、第1章の足関節の支持力強化運動（31ページ参照）を行い、靱帯を守って下さい。

また、肩関節周辺の支持力強化運動も同じ（47ページ参照）。日々取り組んで肩を守りましょう。サーブやフォアハンドに自信をもち、「地肩が強い」人ほど、肩の故障を起こしやすいからです。定期的に肩を完全に休めることも、アクティブレストとして必要です。

肩関節のためには、バックハンドのシングルは避けたほうがいいでしょう。どうしてもシングルハンドでプレーしたい人は肩回りのコンディショニング、体幹の支持力強化に時間をかけて下さい。

やり方

＊サーブやフォアハンドのテイクバックにゆとりをつくりたい人

①ゴルフの「テイクバックを大きくする」を同様に実践（１４１ページ参照）。

(3)野球

野球選手にとって、足関節や股関節、胸郭、肩甲骨の安定性は重要なカギになります。各種皮膚体操（１３１ページ～参照）と支持力強化運動（31ページ～参照）に取り組んで下さい。

近年は「右投げ左打ち」の選手が主流となっています。右投げ左打ちの場合、右肩を一度痛めると、身体機能上の理由から回復までに時間を費やすことになります。少年期に右利きの子を左打ちに変えることも多いようです。肩のコンディショニングは小さいころからしっかり行っておきましょう。

また、投手は投球練習かシャドーピッチング後、バッターなら打撃練習か素振り練習後に反対のモーションを10回行いましょう。

やり方

投球モーション時やバッティング時のテイクバックにゆとりをつくりたい人は(1)ゴルフの「テイクバックを大きくする」を同様に実践（１４１ページ参照）。

フォロースルーを大きくしたい場合は同じく(1)ゴルフの「フォロースルーを大きくする」を同様に実践して下さい（141ページ参照）。

(4)ラグビー・サッカー

ラグビーやサッカーも足関節のねんざや膝関節のケガが多い種目。第1章の関節ゆるみ度チェックのテスト（24ページ参照）で関節のゆるみが認められた場合は、支持力を高める必要があります。

まだ関節にトラブルを起こしていない人であっても、足関節、膝関節、体幹の支持力を強化して下さい。コンタクトプレーでは肩の脱臼が起こることもあります。ケガをしたあとではなく、常日ごろから両肩の支持力を強化する運動をしておきましょう。

やり方

①足関節の支持力強化運動とリカバリー法（30ページ〜）を参照。
②膝関節の支持力強化運動とリカバリー法（35ページ〜）を参照。
③脊椎の支持力強化運動とリカバリー法（43ページ〜）を参照。

④肩関節の支持力強化運動とリカバリー法（45ページ～）を参照。

(5)バレーボール・バドミントン

スポーツを楽しむために、支持力を強化しておきたい部位といえば、足関節の安定性が上げられます。体幹だけでなく、足関節周辺の支持力強化をとくにしっかり行う必要があります。

バレーボールやバドミントンなどのスイング系の種目では、肩周辺の支持力強化と「適度な」柔軟性も大切。右利きの人も左肩周辺の支持力強化と柔軟性を維持。左右でバランスの取れた状態を保ちましょう。

やり方

①足関節の支持力強化運動とリカバリー法（30ページ～）を参照。
②膝関節の支持力強化運動とリカバリー法（35ページ～）を参照。
③脊椎の支持力強化運動とリカバリー法（43ページ～）を参照。
④肩関節の支持力強化運動とリカバリー法（45ページ～）を参照。

5、適度な休養やリカバリーが大事

頑張る人ほど関節を痛める

シニア層のジム通いはいまや毎日の「通勤運動」化しています。あたかも職場に向かうかのように定時に家を出る。ジムではいつもの仲間と顔を合わせ、運動後、定時にまた家へと戻る。熱心なのは結構ですが、運動法やトレーニングの負荷次第では関節を痛めることにもつながります。

運動やトレーニングと故障から回復するためのリカバリー。これらには共通する理論がありあます。「ストレスがかかると、体は自らをより強くして、対処しようとする」――この原理に基づいているのです。

重たいものを持ち上げ、筋肉を刺激すると、その負荷によって筋線維が損傷します。そ

図55　筋肉増加のメカニズム

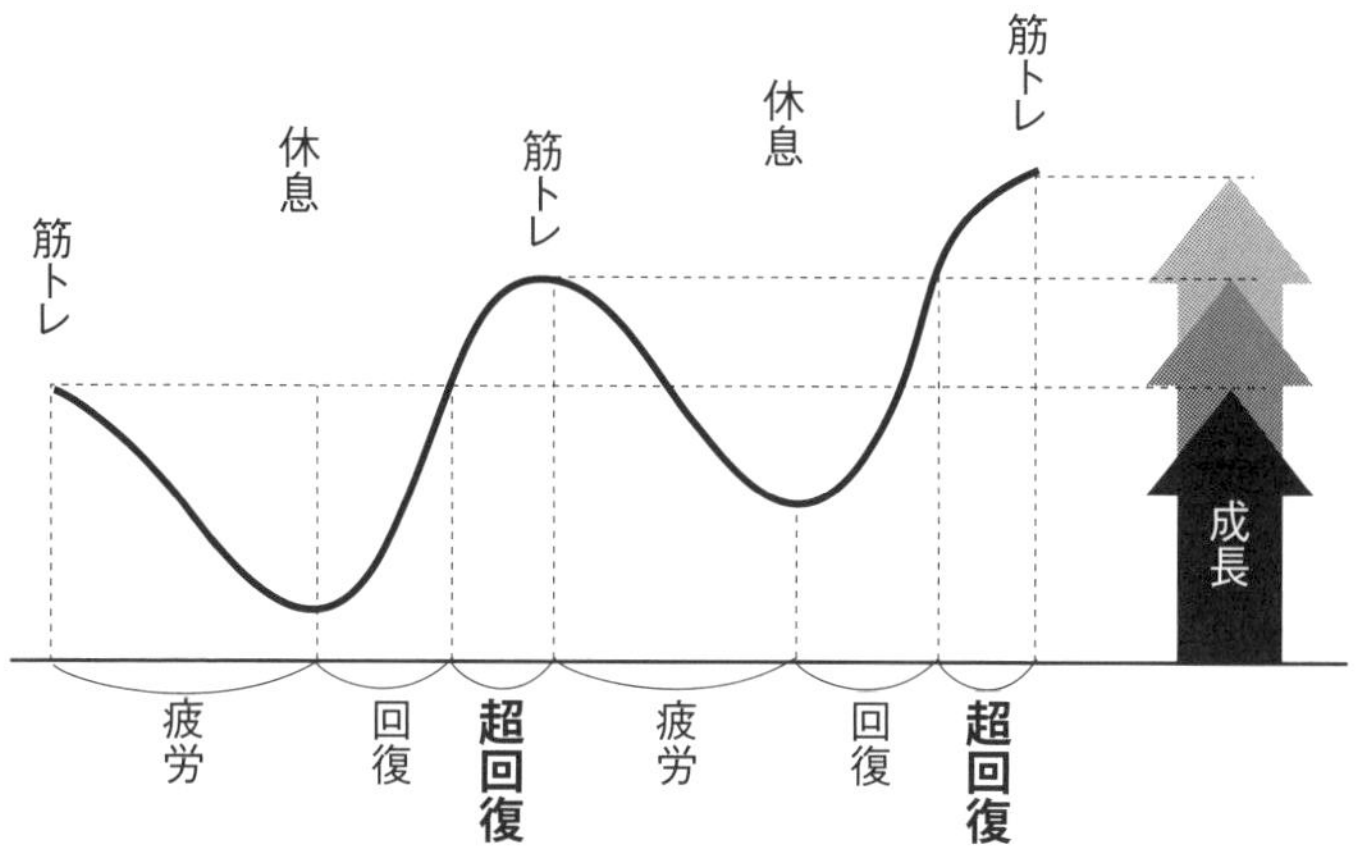

の後、**ほどよい休息や栄養をとると、損傷した部分が修復・強化され、さらに強い負荷に耐えられるようになります。**これを「**超回復**」といいます。

一般的には、**図55**のように、運動後約24～72時間の休息により運動前の筋肉の総量が増加するメカニズムが人体には備わっています。

このメカニズムを働かせるカギは運動後の適切な休息や栄養、リカバリーにあります。

これらを怠って放置したままでは、かえって筋力の低下や筋肉の減少が起こります。筋肉や筋膜などの組織にも疲労が蓄積され、硬化すると、関節の動きにも影響します。

こうした状態のまま運動やトレーニングをくり返すと、関節疾患につながります。ひざや腰、肩、頸などの関節を守るためには、ほどよい休養と栄養、リカバリーが必要なのです。

もったいないのは、「頑張る」人。ジムに定時で来て、定時に帰るだけでは飽き足らず、1日でも休むことに「罪悪感」を抱く。そんな人はあなたのまわりにもいるのではないでしょうか。

こうした人は超回復などに目もくれません。当然の結果として、筋肉や関節を痛めます。非常に残念なことです。

同じ部位の運動は週2〜3回行う程度が好ましいといえます。それでも**毎日ジムに「通勤」したいのであれば、運動部位を分割するといい**でしょう。たとえば、次の通りです。

▽週6日トレーニングをする場合

月曜日：下半身の運動（スクワット、レッグプレス、レッグカール、カーフレイズなど）

火曜日：上半身の運動（ベンチプレス〔チェストプレス〕、ショルダープレス、腕の運動など）

水曜日：体幹、持久運動（クランチ〔腹筋〕、背筋、ジョギング、ウォーキング、水泳な

ど）

木曜日：月曜日と同じ

金曜日：火曜日と同じ

土曜日：水曜日と同じ

日曜日：完全休養日

▽週3日の場合

火曜日：有酸素運動、下半身と上半身の運動

水曜日：完全休養日

木曜日：火曜日と同じ

金曜日：完全休養日

土曜日：火曜日と同じ

日曜日、月曜日：完全休養日

栄養や血流促進でリカバリー

体を動かしたあとは適切な栄養（タンパク質、ビタミン、ミネラルなど）を補給し、部屋を暗くして7時間前後の質のよい睡眠をとるよう心がけましょう。

血流の改善を目的とする入浴やマッサージ、ストレッチもいいでしょう。血液は体にとって大切な運搬システム。リカバリーを促進させる手助けをしてくれます。

血流促進を図るのは、じつは酸素の運搬能力を向上させるためでもあります。細胞のすみずみまで酸素を送り、細胞を活性化させる必要があります。

運動後のリカバリーを積極的に行わないと、翌朝には体はさらに固まってしまいます。健康な人であれ、病気を患っている人であれ、朝起きたときの体の固まりや痛みを訴える人は少なくありません。そうした人たちは、単に寝具が体に合っていないという以外に、理由があるかもしれません。

たとえばもしかすると、「筋膜」が関係している可能性があります。筋膜とは、筋肉や組織をラップのように包みこんでいる結合組織です。骨格筋ほど強いものではありませんが、じつは筋膜には収縮能力があります。そのため、硬くなるのです。

最新の研究によると、「筋膜には痛みを生み出す特徴がある」（ドイツのゲーテ大学ドクター、Ｊ・ウィルケ）との指摘があります。ついこの間までは「筋膜は単なる筋肉のまわりのさやだ」とする考え方が主流でした。そうではなく、「３～４層になっていて、間には関節液のようなヒアルロン酸がある」（ウィルケ）こともわかってきました。

起床時の体の硬さや痛みは、就寝中体を動かさないことで、ヒアルロン酸による摩擦減効果が弱まり、筋膜の粘度が上がることによるのではないか――そんな推察もされるようになっています。もし、それが本当なら、就寝前と起床時の軽い体操は、粘度の上がった筋膜をゆるめる上で効果があるはずです。手軽にできる体操を紹介しておきます。

▽起床時と就寝前に行う体操

①仰向けで脱力して骨盤を左右にゆっくり動かします。30秒（43ページ図16参照）。

②仰向けで脱力して、左右交互に脚をゆっくり骨盤に引き寄せ、５秒間キープ。左右各12回（40ページ図13参照）。

コツっとひと息！

皮膚体操を応用した湿布の貼り方

皮膚の動きを活用して湿布を貼ってみましょう。うまく貼れると、関節の可動域を向上させ、痛みや炎症を和らげることができます。

「皮膚湿布」の貼り方のコツは、湿布を引っ張るのではなく、皮膚を目的の方向に誘導させて貼ることです。

▽腰痛のときの湿布の貼り方

【腰部のヨコ湿布】

①湿布を2枚用意します。
②湿布を右手に持ち、痛みのある高さの右脇腹に半分ほど仮貼りします。
③右手で湿布を持ちながら、背骨に向かって皮膚を移動させせます。
④左手を使って、皮膚を背骨に誘導。
⑤湿布を全面に貼る際に親指を離します。
⑥左右を変えて左側も同様に貼って下さい。

【腰部のタテ湿布】

①右手に湿布を持ちます。

②右の背骨のヨコ（痛みのある部位のやや下から）に貼り、さらに上に向かって貼ります。

③反対側も同様に行います。

図56 炎症を抑える湿布の貼り方

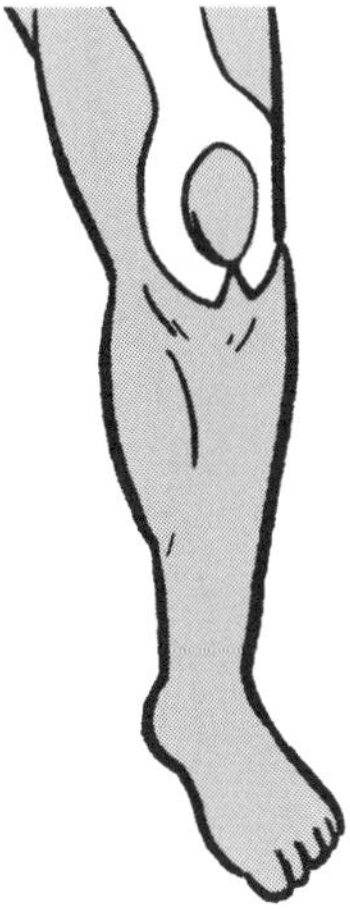

▽**炎症を抑える湿布の貼り方**《図56》

①湿布を1枚用意します。

②湿布をタテにして中央の3分の2まで、はさみを入れます（湿布をY字型にカット）。

③ひざを軽く曲げ、お皿（膝蓋骨）の上にカットされていない3分の1を仮貼りします。

図57 肩湿布の貼り方

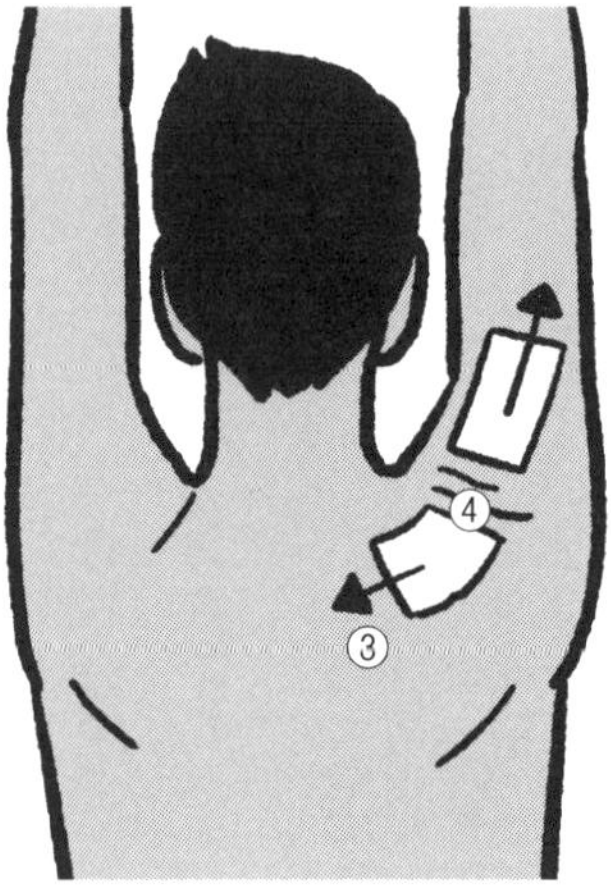

④お皿を囲むようにカットした残り3分の2を貼ります。

▽肩湿布の貼り方《図57》

①湿布を1枚用意します。

②タテ半分にカット。

③肩が痛い側の腕を上げて、シワができた部分から頸のほうに向けて貼ります。

④シワができた部分から上腕に向けて貼ります。

第5章

関節が壊れる生活・運動習慣とその対策

1、ふだんの生活にも関節への危険はひそんでいる

日常生活における関節ストレスチェック

関節に負担をかけているのは運動やスポーツだけではありません。日頃の生活習慣も関節に負担をかける大きな要因のひとつです。

次の項目のなかであなたに当てはまるものはいくつあるでしょうか。

❶夜寝ているとき、仰向けになっている時間が長い。

❷左右どちらか横向きに寝ることが多い。

❸朝起きたとき、すぐに起き上がってしまう。

❹ズボンをはくとき、左右のどちらか決まった足から必ず脚を入れると決めている。

❺階段を昇り降りするとき、はじめの１歩を踏み出すのは左右どちらの足か、いつも決まっている。
❻横座りをよくする。
❼立てひざをつく際、左右どちらのひざか決まっている。
❽かばんを持つ手は左右のどちらか決まっている。
❾ショルダーバッグを左右どちらかの肩にかけている。
❿リュックサックを背負っている。
⓫椅子に座るときはだいたい脚を組んでいる。

⓬電車通勤時、車両の連結付近に座ったり、立ったりしていることが多い。

⓭電車通勤時、進行方向に対し左右どちらか決まった側に座ったり、立ったりすることが多い。

⓮電車通勤時、つり革につかまる腕は左右どちらかに決まっている。

⓯職場や学校で斜めを向いて座っている時間が長い。

⓰食事をするとき、斜めを向いてテレビを見ている。

⓱歩いているとき、つい早足になる。

⓲ジョギングをしている。
⓳通勤・通学時などに自転車をこぐ（ジムのエアロバイクも含む）。
⓴立ち仕事をしている。
㉑特定のスポーツをしている。
㉒車の運転をする。
㉓外反母趾がある。
㉔足首をねんざしたことがある。
㉕歯の嚙み合わせが悪い。
㉖奥歯が抜けたままになっている。
㉗左右どちらか片方で食べものを嚙む習慣がある。
㉘足の裏に魚の目やタコができている。
㉙靴底の減り具合が左右で異なる。
㉚スマホを眺めている時間が1日1時間を超えている。

いくつチェックがついたでしょうか。

では30の設問のうち、どんな関節にどれが負荷をかけているのか、詳しく見ていきましょう。

(1) 脊椎

❶〜㉚のすべてが脊椎にストレスを強いています。言いかえれば、これらはすべて腰痛の原因になりかねないということです。

30項目のなかには直接脊椎に負荷がかかるものもあれば、ねじれを起こすものもあります。キネマティックチェーン（18ページ参照）のように運動連鎖から脊椎を歪める原因となるものもあります。

そういうと、意外に思われるかもしれません。たとえば、❿の「リュックサックを背負っている」。**リュックは一般的に、姿勢がよくなるように思われがちですが、じつはそうではない**のです。

というのも、リュックを背負っているとき、ストラップが外れないように、どうしても前方に肩を出す姿勢を取ってしまいます。その結果、背中が丸まり、腰椎や頸椎にストレスが加わることになるのです。普段から猫背やなで肩の人は、この傾向がより強く出ます。

リュックサックを背負うときは肩が前方へ出ないよう注意が必要。脊椎を守る上で、姿勢をよくすることは基本です。さまざまな事情で姿勢をよくすることができないのであれば、せめて同じ姿勢を長時間にわたって続けないこと。こまめに立ったり座ったりして、脊椎の特定部位にストレスを加えないようにします。

また、屋外、屋内を問わず、履きものには気をつけましょう。地面や床からの衝撃をなるべく減らすものを選びたいものです。

(2)頸椎

❷、❽〜❿、⓬〜⓰、⓲、⓴、㉑、㉓に該当した人は頸椎への負荷に注意しましょう。直接ストレスがかかるものもあれば、ねじれからストレスが加わる場合もあります。キネマティックチェーンによって、足まわりのトラブルがあると、頸椎までゆがみの連鎖は上がってきます。

最近では「ストレートネック」と診断される人も増えています。本来、頸椎は30〜40度の弯曲（前弯）があるのですが、その角度が低下してストレートになるのです。

ストレートネックになると、頭部の重心が前方に移動するため、筋肉や筋膜が緊張し、慢性的な頚の痛みや肩こりが起こります。

ストレートネックは予防がすべて。いったん形成されてしまうと、元に戻すのは相当に困難です。

「上を向くのが辛い」という人は、それだけでストレートネックの疑いありです。予防には、まず姿勢をよくすること。次いでスマートフォンは必要以上に見ないこと。さらに寝床と枕の関係を良好に保つことも大切です。

ストレートネックになってしまった場合は、頚から支える枕（頚の部分が突出している）だと、頚椎を圧してしまいます。なるべく平坦な枕を使うようにしましょう。

(3)肩関節

❷、❽、❾、⓱、⓲、㉒～㉚に該当した人は肩に気をつけて下さい。肩関節に機能不全が起きたり、肩の筋肉に負担がかかっている可能性があります。

肩関節や肩周辺の筋肉への負担を軽減するためには、左右バランスよく体を使うことが必要。荷物はこまめに両手で持ちかえましょう。重心も同様、どちらかに偏らないよう、靴裏のすり減り具合を定期的にチェックして下さい。

(4)膝関節

❷、❼、❽、㉑、㉓、㉕〜㉚の該当者はひざにご注意。

ちなみにお気づきの方もいらっしゃると思いますが、30の設問の中に「正座をする」という項目はありません。

なぜ入れなかったのかというと、1回20秒以内の正座にはストレッチ効果があるからです。しかし、時間が長引くと、足関節やひざ、腰に負担がかかります。注意が必要なのです。

(5)股関節

❶〜❾、⓫〜⓭、⓯〜㉔、㉘、㉙に該当した人は股関節に気をつけましょう。

直接関節に負荷がかかることもあれば、仙腸関節の影響から股関節へと波及するケースもあります。

股関節の痛みは先天的な臼蓋形成不全《きゅうがいけいせいふぜん》（骨盤の形態異常）による場合もあるため、専門医を受診する必要があります。

２、日常の運動習慣から起こる関節障害とその対策

ラジオ体操第1は気をつけないと関節を痛める

ラジオ体操は１９２８（昭和３）年、当時の逓信省《ていしんしょう》簡易保険局が制定しました。いまでも広く国民的に親しまれています。

ＮＨＫが放送している番組の印象からか、朝、ラジオに合わせて行う人が圧倒的に多数派です。しかし、寝起きにすぐ体を動かすことには危険性があります。

関節に病気をもっている人は、体操のメニューによっては逆効果になることがあるので、無理は禁物です。

ラジオ体操には第１、第２の２種類があり、各13の運動が組み込まれています。第１に比べ、第２のほうが運動強度が高くなっています。全体に勢いもつき、スピードも速まる

ので、高齢の方々は避けたほうがいいでしょう。
ラジオ体操第1（立位）について、体を痛めないやり方を説明していきます。

▽ラジオ体操第1（立位）

①伸びの運動
②腕を振って脚を曲げ伸ばす運動→つま先よりひざが極端に前に出ると、ひざに負担がかかります。股関節の屈伸運動を意識して行うといいでしょう。
③腕を回す運動
④胸を反らす運動→上体を後ろへ反らしすぎると腰椎に負担がかかります。とくに脊柱管狭窄症の人は反らしすぎないように気をつけましょう。
⑤体を横に曲げる運動→テンポが上がります。無理に回数を合わせると、肩や腰を痛める場合があります。自分のリズムで続けましょう。
⑥体を前後に曲げる運動→腰椎に過度の負担がかかります。椎間板ヘルニアや脊柱管狭窄症の人は、症状によってはやめておいたほうがいいでしょう。
⑦体をねじる運動→テンポが上がる運動。筋肉のトラブルを起こす可能性があります。高

齢者は回数を減らし、ゆっくり行いましょう。

⑧腕を上下に伸ばす運動→全身の筋肉を収縮させる素晴らしい運動。しかし、ふくらはぎの筋肉（下腿三頭筋）がつる可能性もあります。無理は禁物です。

⑨体を斜め下に曲げ、胸を反らす運動→腰痛疾患のある人は細心の注意が必要な動き。症状がなかった人でも、この運動で新たに腰痛を起こす可能性があります。無理のない範囲の動きで行いましょう。

⑩体を回す運動→⑨同様にリスクが高い運動。

⑪両脚で跳ぶ運動→全身の筋肉を収縮させる素晴らしい運動。

⑫腕を振って脚を曲げ伸ばす運動→②同様にひざを曲げる角度に注意。股関節の屈伸運動を意識的に行います。

⑬深呼吸

ラジオ体操では、全体の動きを通じ、肩に力が入らないようにして下さい。余計な力は筋肉を逆に硬化させ、疲労の原因になります。

余分な力を除くには、**ゆったりと呼吸をして、顔の表情も意識的ににこやかにし**ます。

こうすると、脳内で若返りホルモン（成長ホルモンなど）が分泌されます。「朝からにこやかになんかなれない」という人もいるでしょう。しかし、笑顔はうまくつくれなくてもだいじょうぶ。左右の口角を少し上げるだけで、同様の効果が得られます。

前述したように、朝にラジオ体操をする場合は、**遅くとも30分前には床を出ましょう。水分、エネルギーになる軽食（バナナやヨーグルトなど）を取っておく**ことも忘れずに。**本番のラジオ体操前の準備運動は必須。**関節を守るために大切なステップです。

これで安心！　ラジオ体操前に行う準備運動

眠っている間、体にはさまざまな歪みが生じています。そのままラジオ体操を始めてしまうと、関節や筋肉を痛める可能性があります。まずは筋膜や筋肉、関節を本来の位置に戻すことから始めましょう。

▽起床時の運動1　関節の調整

仰向けの状態で全身脱力。骨盤をゆっくり左右にゆらゆら動かします（43ページ**図16**参照）。このとき、お尻が上がると、骨盤にねじれが生じます。上がらないように注意しま

図58　起床時の運動３　体を丸める

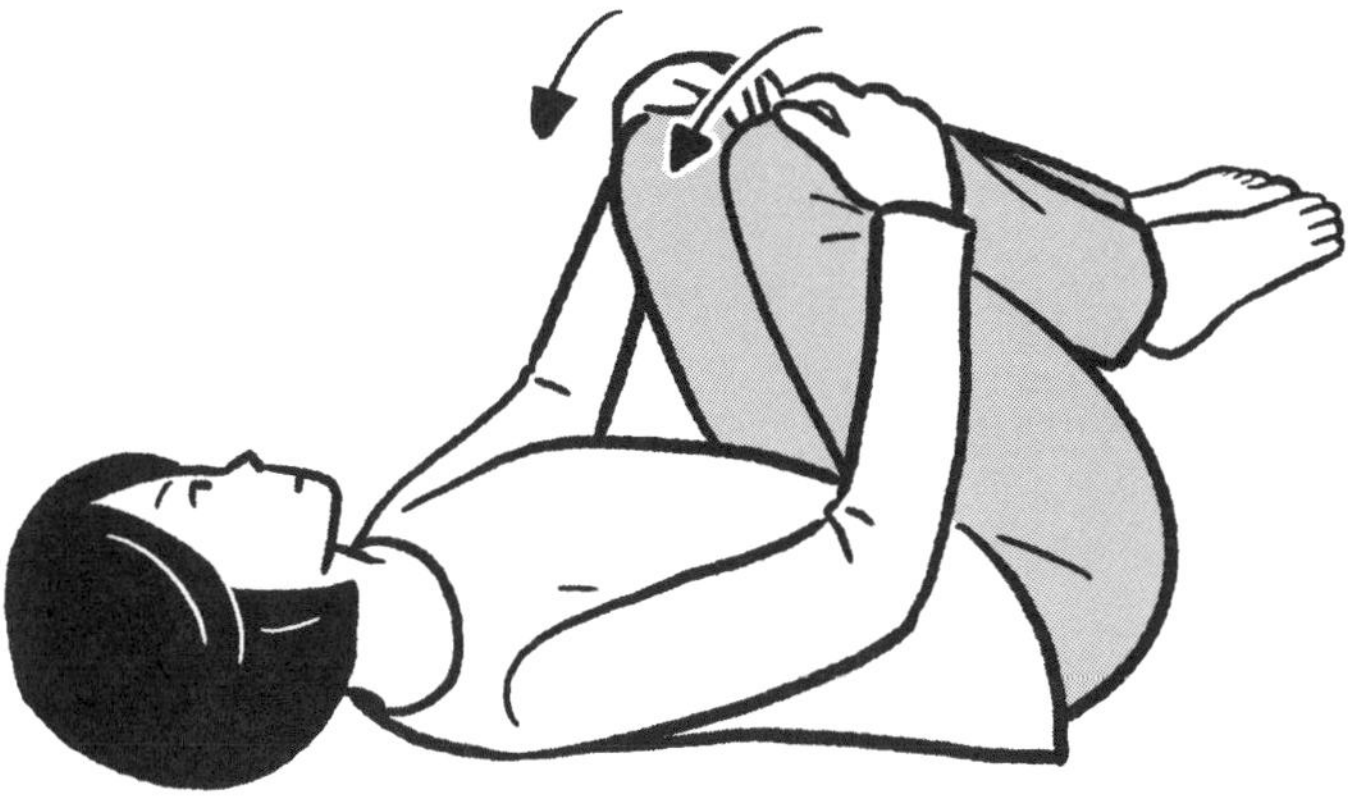

しょう。30秒。

▽**起床時の運動２　筋膜の調整**

仰向けの状態でゆっくりと片脚を交互に骨盤へと引き寄せ、キープ。はじめは小さな動きでモジモジと動かし、徐々にダイナミックな動きで引き寄せます（40ページ**図13**参照）。左右12回ずつ。

▽**起床時の運動３　体を丸める**《**図58**》

仰向けの状態で両脚を抱え込み、太ももを胸に近づける。その状態を12秒キープします。

起床後、水分や軽食を必ず取りましょう。

▽起床後の運動1　血流促進

腕振り&足踏みをゆっくり30回。血流の促進を図ります。

▽起床後の運動2　肩甲骨の運動

ひじを曲げ、指先を肩につけます。肩甲骨から動かすイメージで前から後ろにひじを回します。10回。

▽起床後の運動3　腸腰筋を伸ばす

立った姿勢で椅子や柱につかまり、右ひざを曲げます。右足首を右手でつかみ右脚を後ろに伸ばします。その際、右足のかかととお尻は5〜7㎝離します。骨盤が後ろにねじれないよう正面に向けましょう。左右を変えて同様に行います。各12秒キープ（35ページ**図8**参照）。

ラジオ体操が素晴らしいフィットネスであることに間違いはありません。全身を効率よく短時間で動かせます。

そんな得難い体操を継続して行うためにも、準備運動は大事。しっかり行い、体の歪みを元に戻し、血流を促進させましょう。

3、正しいストレッチで体の調子アップ！

ストレッチにはどんな効果がある？

ストレッチとは、筋肉や腱、関節などを能動的あるいは他動的に伸ばす運動。準備運動や整理運動のひとつとして活用されています。

ストレッチによって、体の柔軟性は向上します。その理由はふたつあります。

・筋肉の伸張反射の感受性が低下する。
・筋肉や靭帯の弾性要素が組織科学的変化を起こす。

伸張反射とは、脊髄反射の一種。骨格筋が受動的に引き伸ばされると、その筋が収縮する現象のことです。

体の柔軟性が向上すると、関節可動域の改善、ケガの予防、心身のリラックス、筋肉の疲労回復といった効果があります。

スタティックストレッチ・ダイナミックストレッチを使い分ける

ストレッチにはいくつかの方法があります。始める前にその意図を理解し、使い分けることが必要です。

▽スタティックストレッチ（静的ストレッチ）

多くの人が「ストレッチ」と聞いて頭に思い浮かべるのは、恐らくこのスタティックストレッチでしょう。反動を使わず、筋肉をゆっくり無理のない範囲で伸ばし、その状態を一定時間維持。しかしこれを運動前に行うと、パフォーマンスの低下を招きます。同様に筋力トレーニング前だと、筋力の出力低下につながることが指摘されています。**スタティックストレッチは運動後や入浴後に行うほうがいい**でしょう。

▽ダイナミックストレッチ（動的ストレッチ）

体をコントロールしながら動かし、筋肉や腱を伸ばすストレッチ。動きを伴う柔軟体操といえます。**いろいろなスポーツをする前、運動特性に合わせた動きができ、適応性を高める上で効果的**です。

ただし、動きが複合的なので、関節の代償運動が入らないように注意が必要になります。ストレッチによって最適な刺激を得るためには、関節と筋肉の関係を考慮し、伸ばす方向を正しく理解し、実践することが大切です。

適切な柔軟性は適正な筋力が関節の機能をサポートしたときにだけ獲得できるものです。つまり、関節を守るためには、適切な柔軟性と筋力が何より大切になります。

筋肉は硬すぎても、柔らかすぎてもダメ。筋力が強すぎても、弱すぎても関節は守れないのです。

4つの代表的なダイナミックストレッチ

次に挙げる代表的なダイナミックストレッチはやり方によっては効果が半減してしまいます。

図59 ヒップフレクション&エクステンション

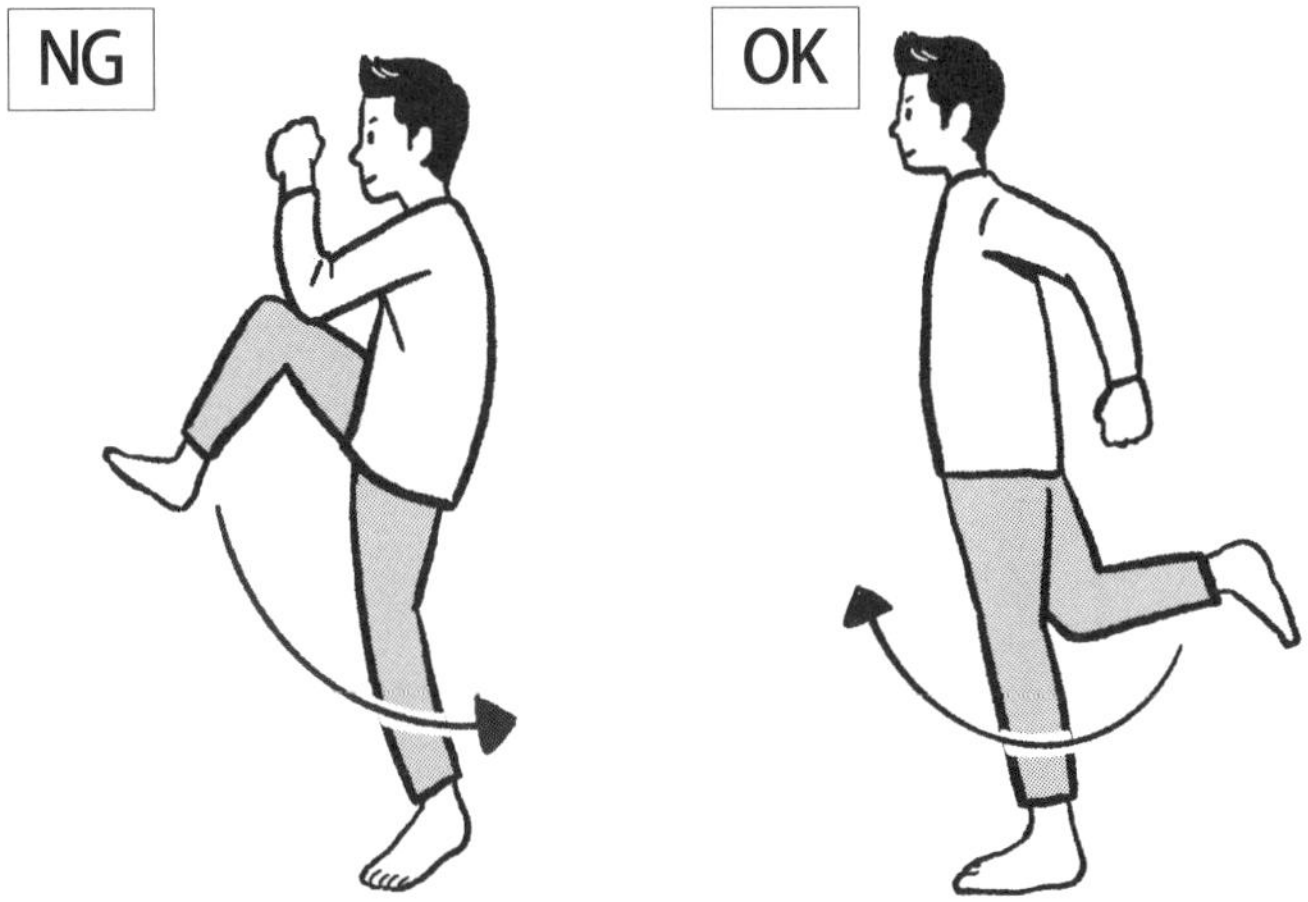

▽ヒップフレクション&エクステンション

〔ストレッチ部位：屈曲―大殿筋、ハムストリングス上部　伸展―腸腰筋、大腿直筋〕

壁に片手をついて脚を前方、後方に振り上げます（図59参照）。しかし、イラストのように骨盤が後ろに傾き、背中が丸まると、伸ばしたときに的確な刺激を得られません。

骨盤を立て、姿勢が崩れてしまわないよう保持しましょう。後方へ振り上げるとき、上体が反りすぎてしまわないよう注意。腰椎に不適切な負担がかかり、腰痛の原因になります。

図60 ヒップローテーション

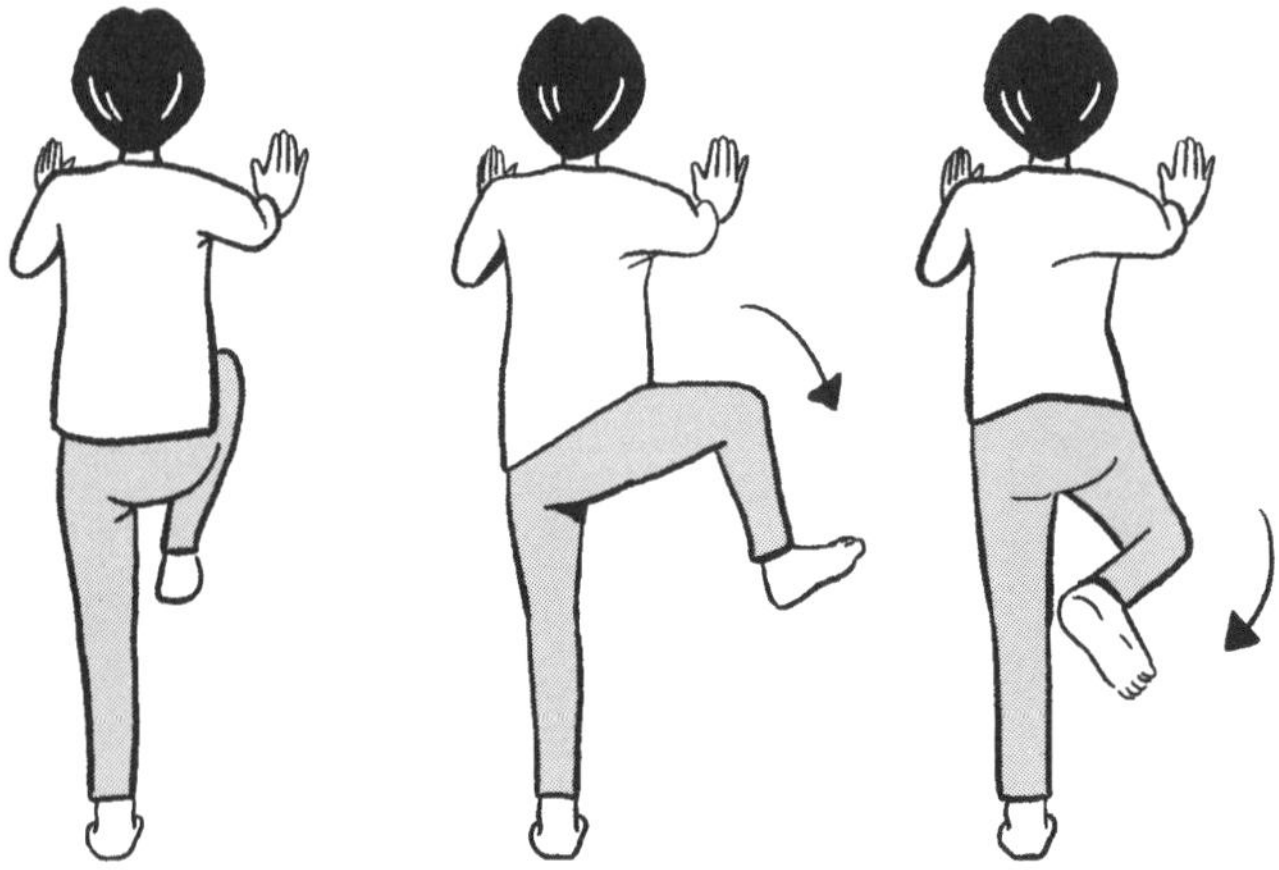

▽ヒップローテーション（前方&後方）

〔ストレッチ部位：股関節回旋筋群〕

片脚ずつ交互に股関節を内回し、外回しします（図60参照）。ただ、ヒップフレクション&エクステンションと同じように骨盤が後ろに傾くと適切な刺激が得られず、腰椎に負担が加わります。

▽スタンディングツイスト

〔ストレッチ部位：股関節回旋筋群〕

パワーポジションの姿勢をつくり、左右にツイストします（図61参照）。

パワーポジションとは、殿筋やハムストリングスを活用し、股関節やひざ、足関節が強い力を発揮できる姿勢。このポジションを

図61 スタンディングツイスト

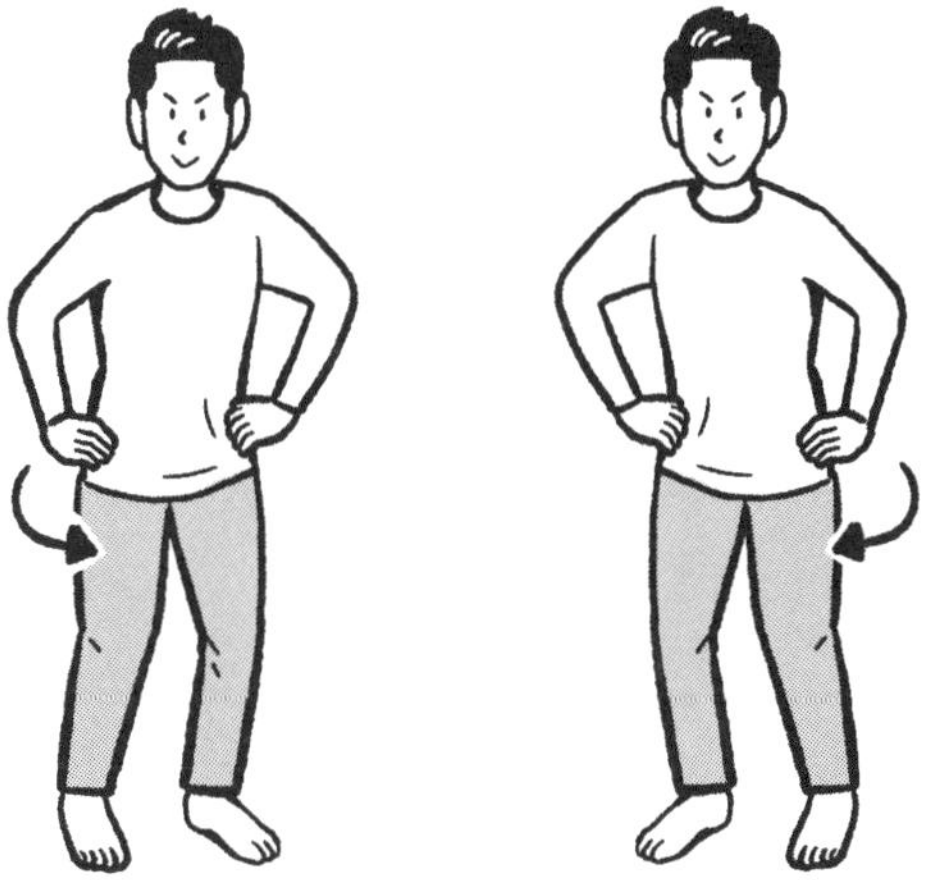

取ったとき、骨盤が後ろに傾き、背中が丸まると、腰椎に負担が加わります。

また、ひざを深く曲げすぎる、つまりつま先よりひざが前に出ると、膝関節に負担がかかります。左右のツイスト時にも、つま先とひざを同時に同じ方向へ向けないと、膝関節を痛めます。

▽パートナーストレッチ

〔ストレッチ部位：膝関節屈筋〕

両脚を伸ばした状態で座った姿勢のまま、体幹を前に倒します。その際にパートナーは上体を押して反動をつけてあげましょう（**図62**参照）。

あまりダイナミックに上下動の反動をつけ

図62 パートナーストレッチ

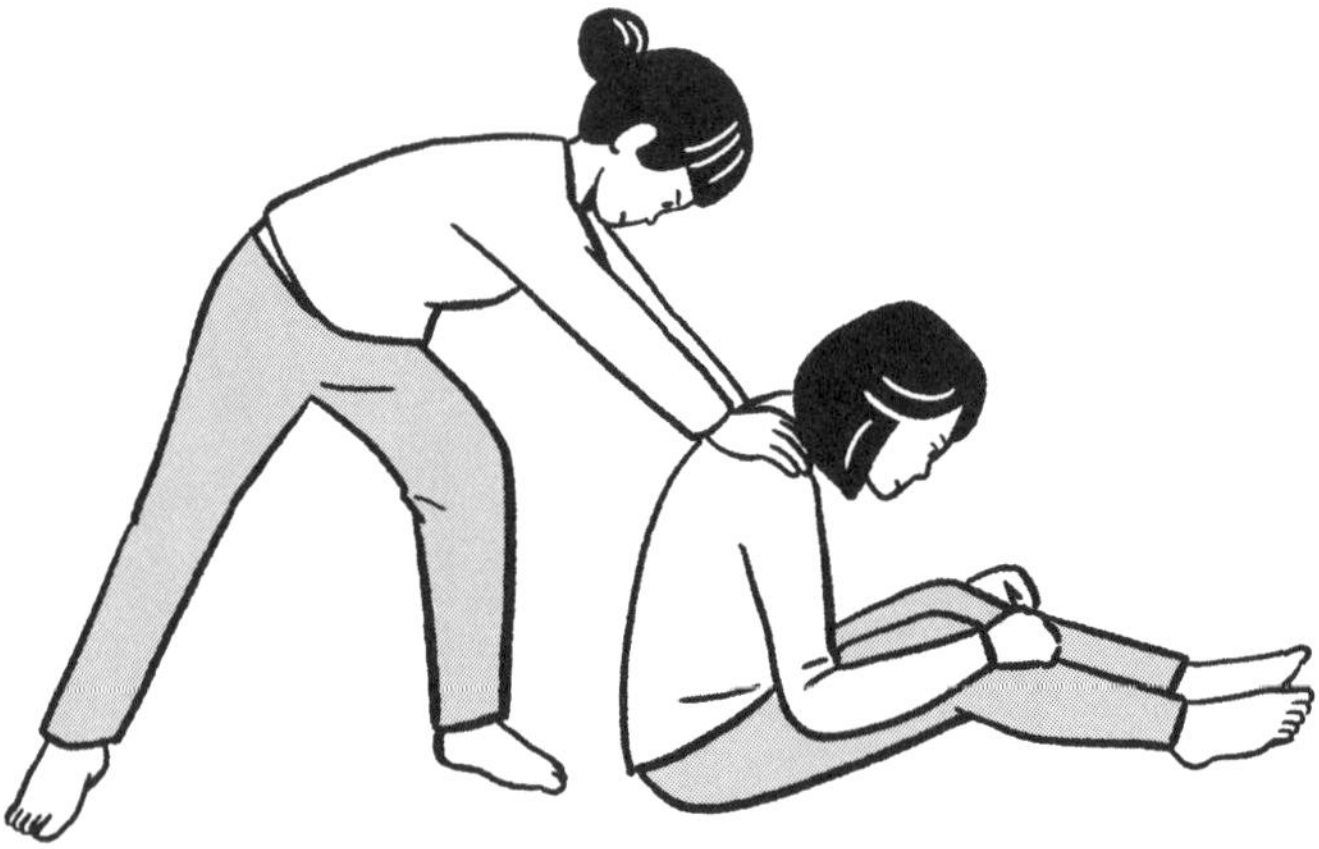

ると、ひざの屈筋（ハムストリングス）がブレーキをかけてしまい、筋肉は硬化。さらに脊椎にも防衛反応が働き、負担が加わります。反動をつけすぎず、痛みを伴わないでできる程度に気をつけましょう。

以上、4種類のダイナミックストレッチは、正しい動作で行えば、関節の故障を防ぎ、関節可動域を広げる効果が得られます。

より効果的なストレッチ法1：ダイナミックストレッチ編

▽ウォーキングを5分〜20分

・ウォーキングをしない場合、その場で腕ふり&足踏みを2分間行います。腕ふり&足

図63　肩と肩甲骨のダイナミックストレッチ１

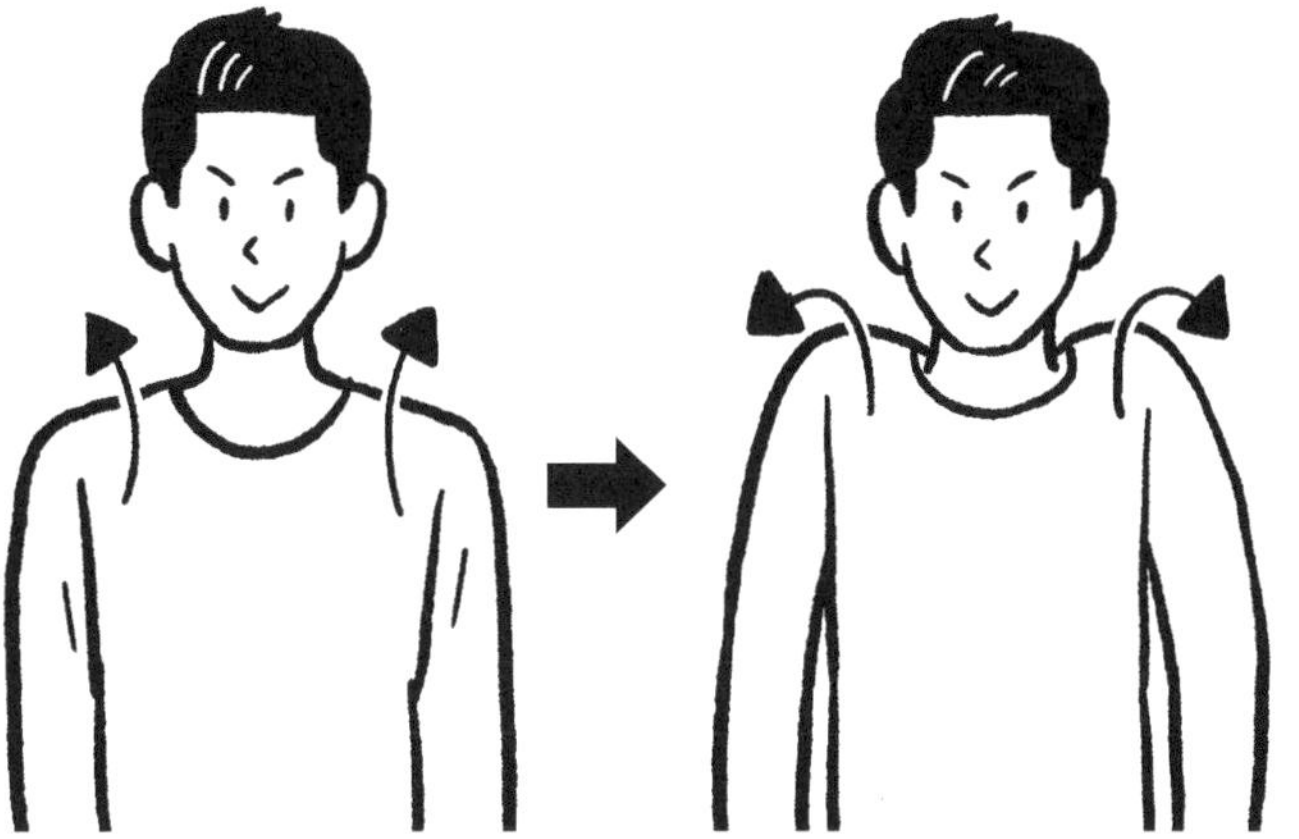

踏み時は左右の手と脚を同じ側で動かすと、体のねじれを元に戻します。

・エアー縄跳び：脱力して、その場で縄跳びをするイメージで30回くり返します。

▽肩と肩甲骨のダイナミックストレッチ１《図63》

脱力した状態から両肩を前方から後方にゆっくり回します。10回。

〔ポイント〕徐々に大きく動かしていきましょう。

図64 肩と肩甲骨のダイナミックストレッチ2

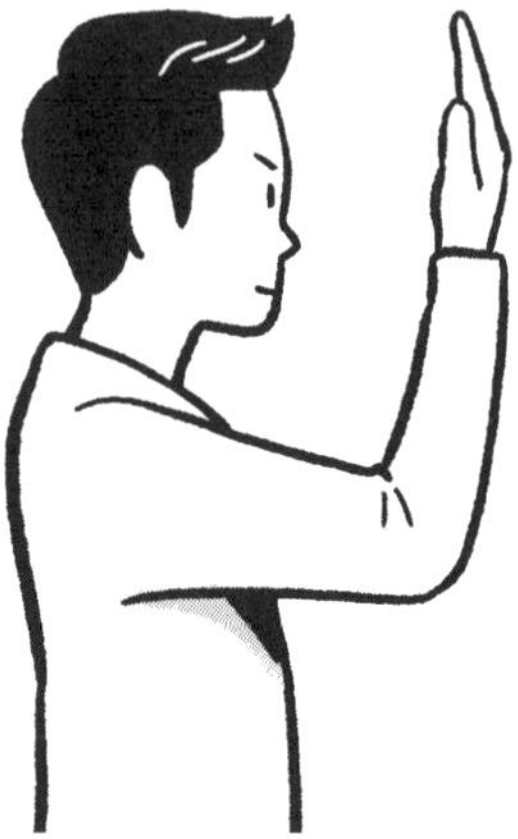

▽肩と肩甲骨のダイナミックストレッチ2《図64》

①脱力した状態で肩、肘関節を90度曲げます。
②ゆっくり息を吐きながら、前方で前腕を合わせます。
③続いて息を吸いながら、肩甲骨を背骨に引き寄せます。10回。

▽頸部と肩のダイナミックストレッチ《図65》

①右手首を左手で持ちます。
②脱力した状態で右手を左の股関節付近に当て、顔も中指の先に向けます。
③対角線上に右腕を上げ、顔も動きに合わせて上げていきます。
④元の位置にゆっくり戻します。10回。
⑤左右を変えて同様に行います。

図65 頸部と肩のダイナミックストレッチ

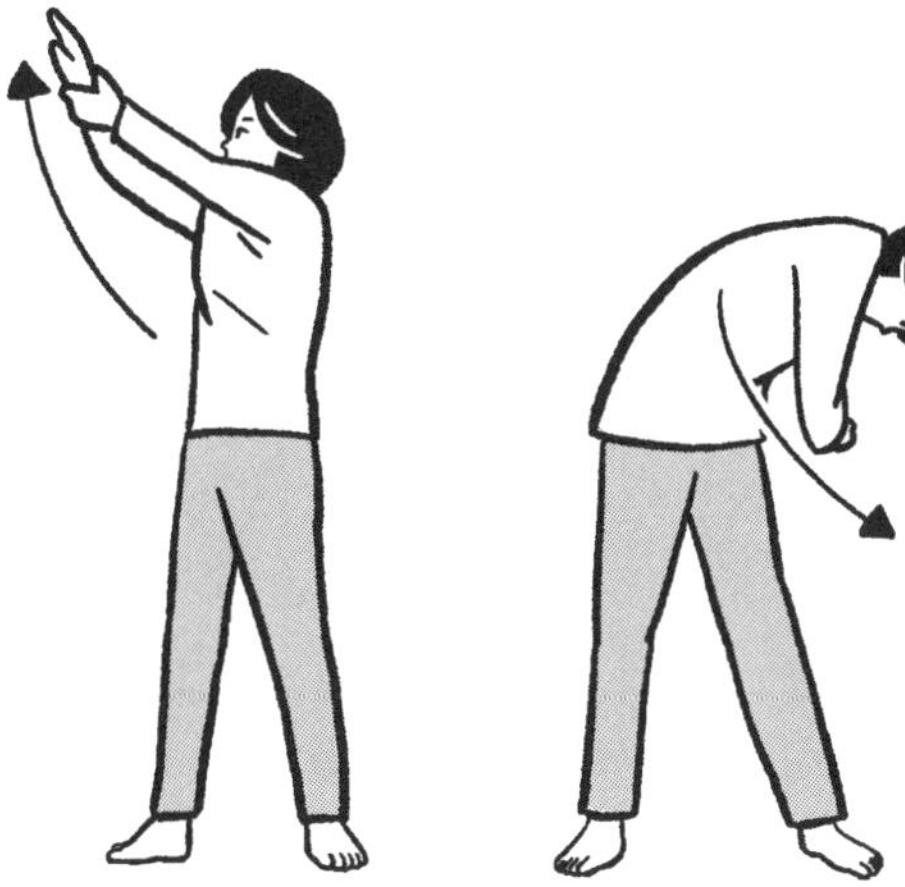

〔ポイント〕手の動きを追うときは顔もしっかり動かします。

▽胸郭と肩甲骨のダイナミックストレッチ

肩幅より広く足を開いて立ちます。腰を丸めないように股関節から上体を前屈。

①両ひじを曲げ、体側につけます。

②骨盤を固定し、胸郭を右側にねじります。その際、右ひじも伸ばし、左ひざの位置に合わせます。

③左右を変えて同様に行います。左右6～10往復します。

〔ポイント〕動作中に背中が丸まらないように注意。

図66　体幹のダイナミックストレッチ

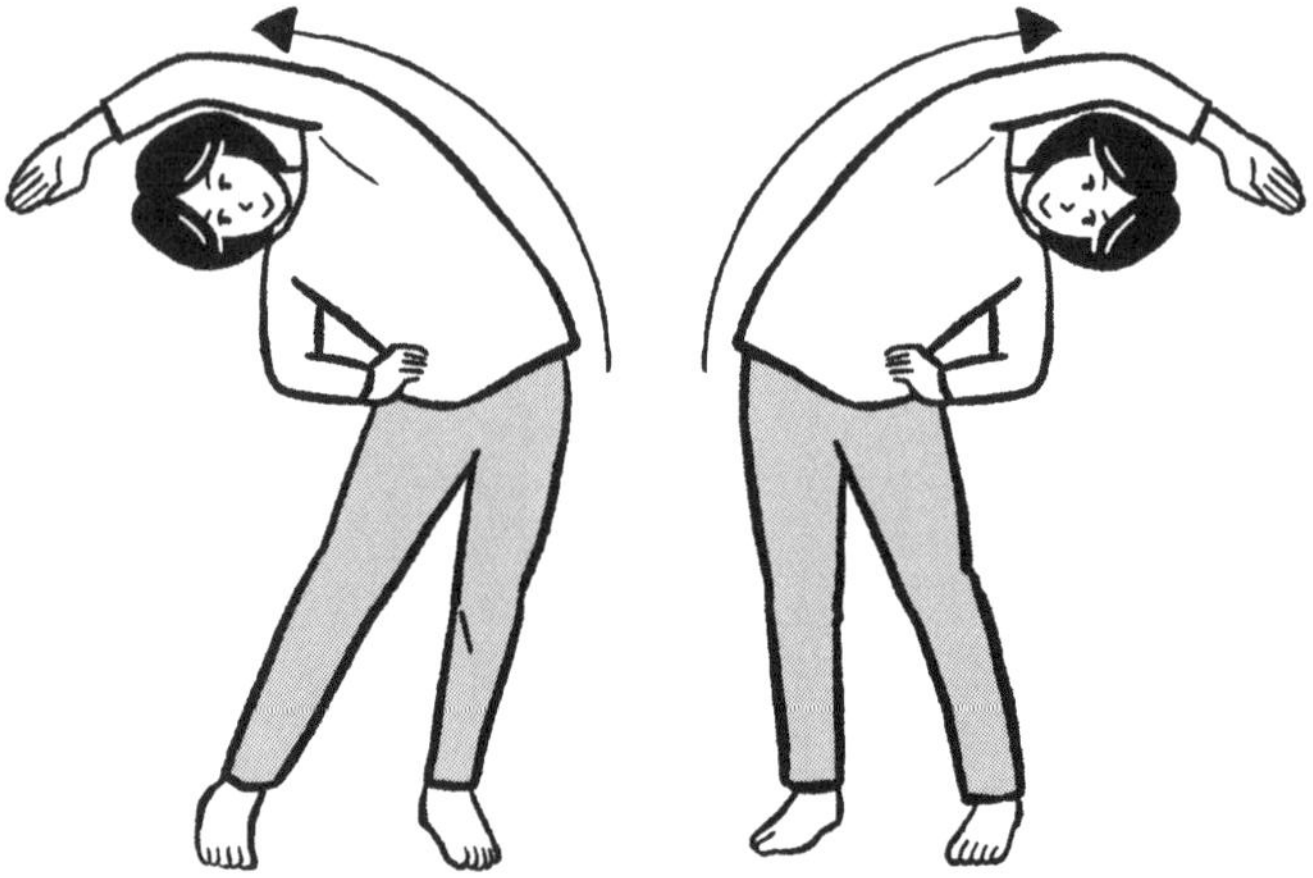

▽体幹のダイナミックストレッチ

《図66》

①肩幅より広く足を開いて立ち、右手を腰に当てます。

②右脚に重心を移動させ、左腕を伸ばして横に曲げます。

③元に戻して、逆方向へ同様に行います。左右4回ずつ。

〔ポイント〕上げた腕は前方に流れないよう注意。

図67　腰と下肢のダイナミックストレッチ

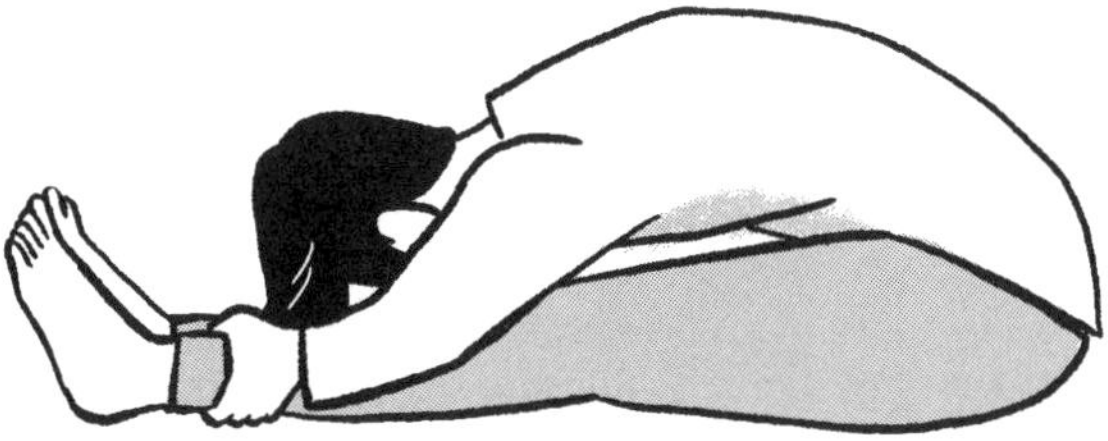

▽腰と下肢のダイナミックストレッチ《図67》

①長座位になります。

②足首を持ち、おなかと太ももの前面が離れないよう体を前に倒します。

③体をゆっくり起こします。３回。

〔ポイント〕股関節を伸ばしたとき、太ももと上体が離れると、腰椎に負担がかかるので注意。

▽股関節のダイナミックストレッチ1
（屈曲⇔外転）《図68》

①仰向けになります。

②右脚を限界近くまで引き上げます。

③引き上げた脚のひざを外側に開き、下ろします。

④左右を変えて同じように。左右各６回。

⑤続いて同様の体勢で右脚を外側に引き上げます。

図68　股関節のダイナミックストレッチ1

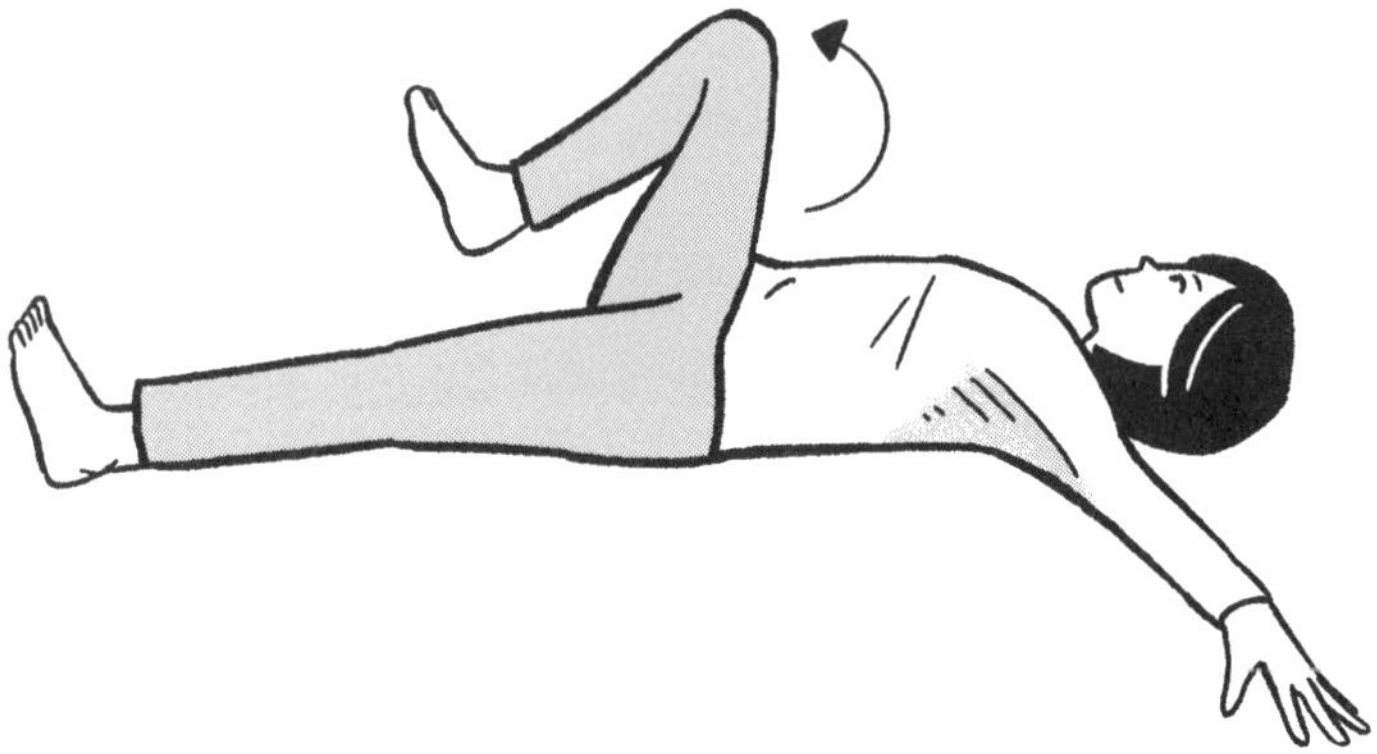

⑥姿勢が崩れない限界まで来たら、右脚を正面に回します。

⑦左右を変えて同じように。左右各6回。

〔ポイント〕脚を上げる際は背中が丸まらないよう注意。

▽股関節のダイナミックストレッチ2（内旋&外旋）

①うつぶせになり、股関節と膝関節を90度に曲げます（図69参照）。

②両脚を左右にゆっくりと倒していきます。左右各10回。

〔ポイント〕脚を倒した際に反対側の骨盤が浮かないように注意。

図69　股関節のダイナミックストレッチ２

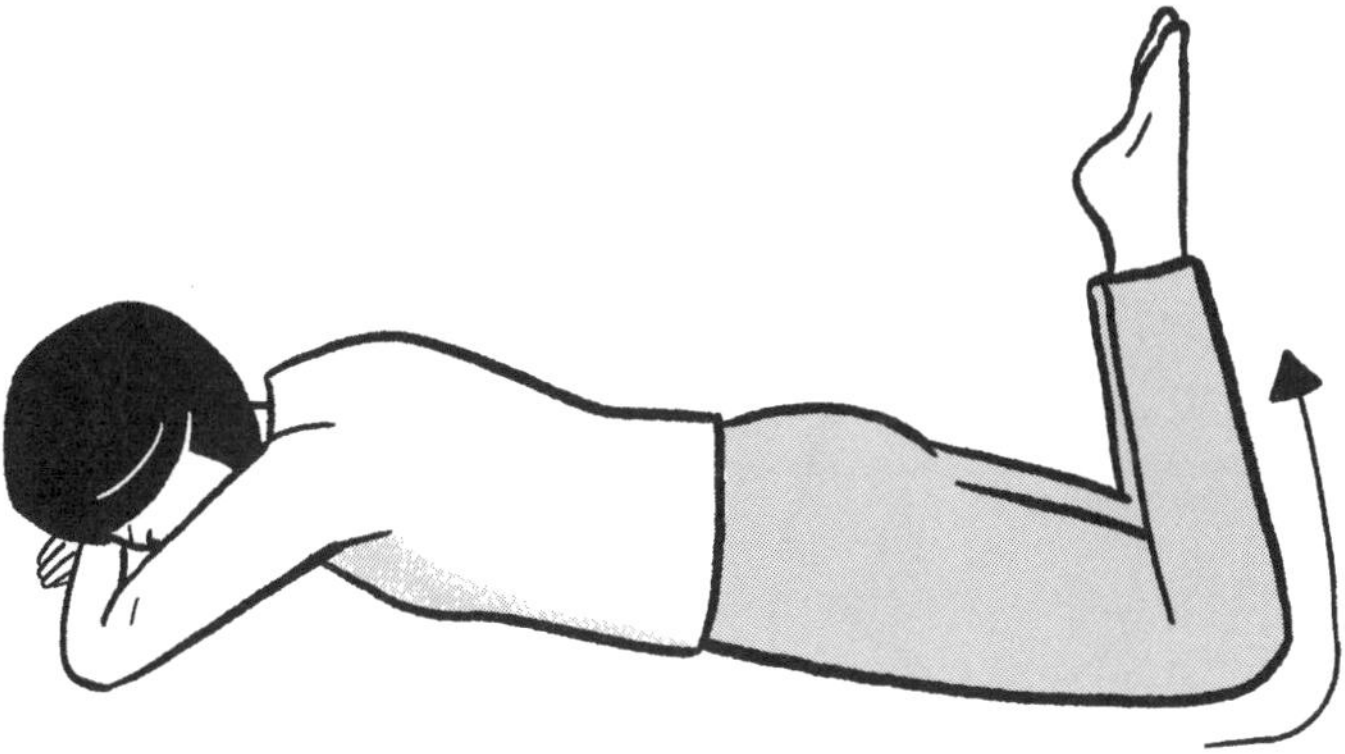

▽筋膜のダイナミックストレッチ

①仰向けになります。

②全身脱力して、両脚を左右交互にモジモジと骨盤に引き寄せます（40ページ**図13**参照）。左右各10回。

③続いて同様の動作で今度は骨盤に脚を引き寄せ、そのまま３秒キープ。左右各10回。

〔ポイント〕脚を引き寄せる際にひざが曲がりやすいので、両ひざともに曲がらないよう注意。

図70 頸と上背部のストレッチ１

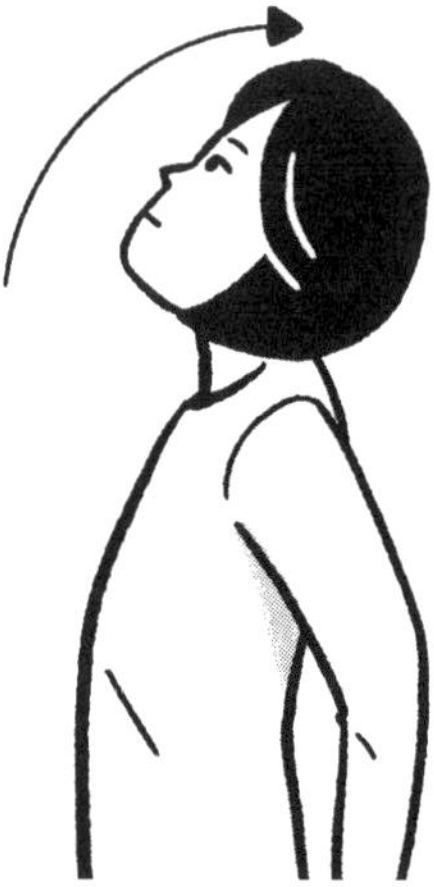

図71 頸と肩のストレッチ

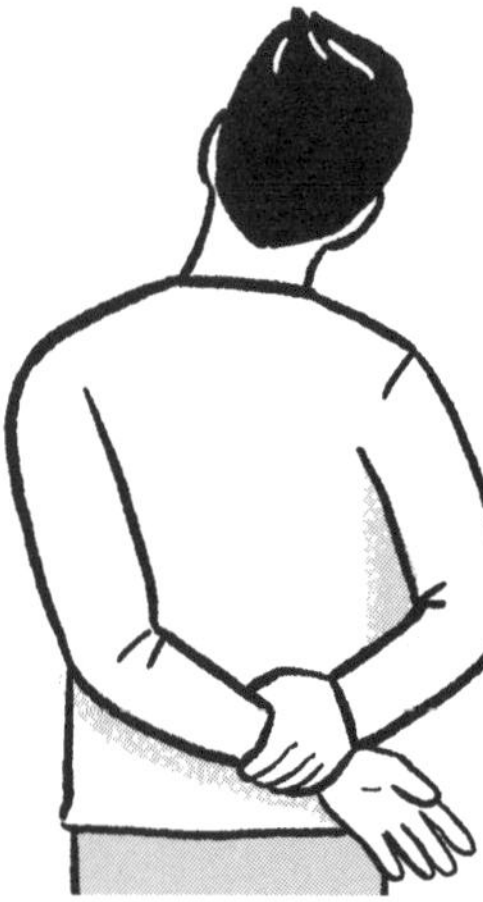

より効果的なストレッチ法2：
スタティックストレッチ編

入浴後、もしくは運動後に行いましょう。

▽頸と上背部のストレッチ1《図70》

①腰のあたりで手を組みます。
②肩甲骨を背骨に引き寄せます。
③息を吸いながらゆっくり顔を上げます。
④息を吐きながら元の位置に戻します。３回。

▽頸と肩のストレッチ《図71》

①体の後ろで手首を握って引っ張ります。
②同時に顔も右方向へ傾けます。
③左右を変えて同じように。10秒。

図72　頸と上背部のストレッチ２

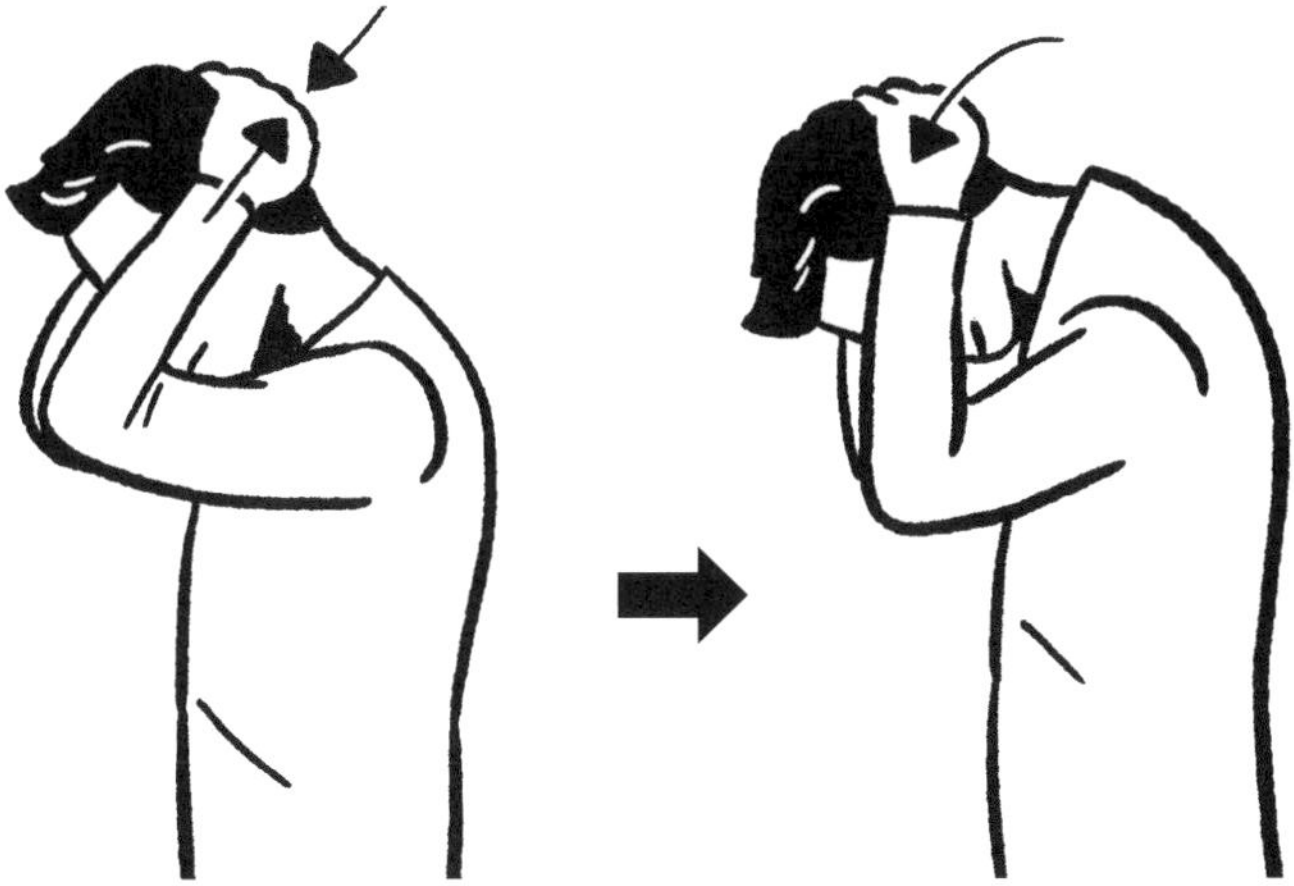

▽**頸と上背部のストレッチ２**《図72》

①頭の後ろで手を組みます。

②息をゆっくり吐きながら頭を前に倒します。10秒。

▽**肩と上背部のストレッチ**《図73》

①左腕を体の前にクロスします。

②右手で伸ばしている腕を持ち、胸に引き寄せます。

③左右を変えて同じように。左右各10秒。

▽**肩と上腕後面のストレッチ**《図74》

①左腕を頭上から背部に回します。

②右手で左ひじをつかみ、右下のほうへ引きます。

図73 肩と上背部のストレッチ

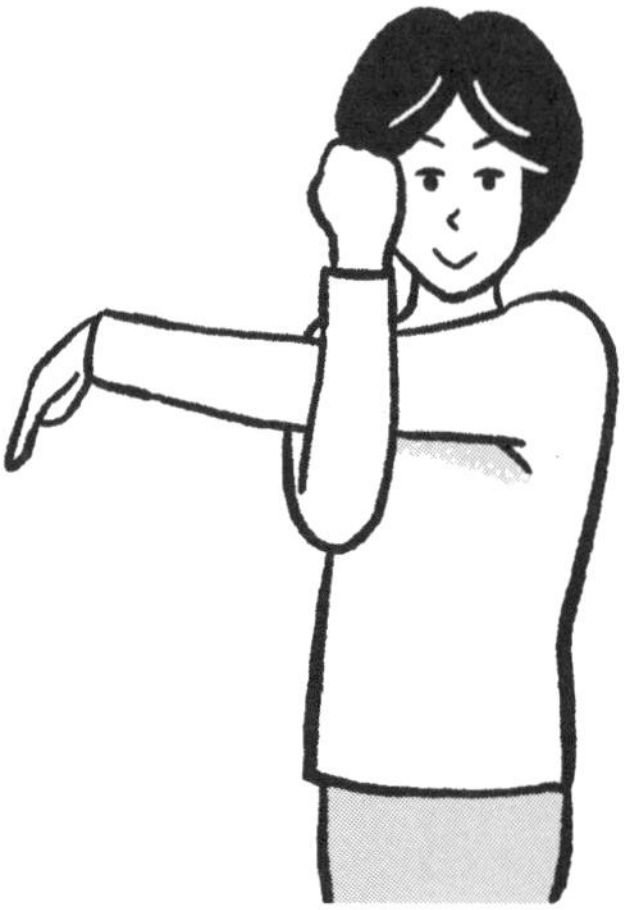

図74 肩と上腕後面のストレッチ

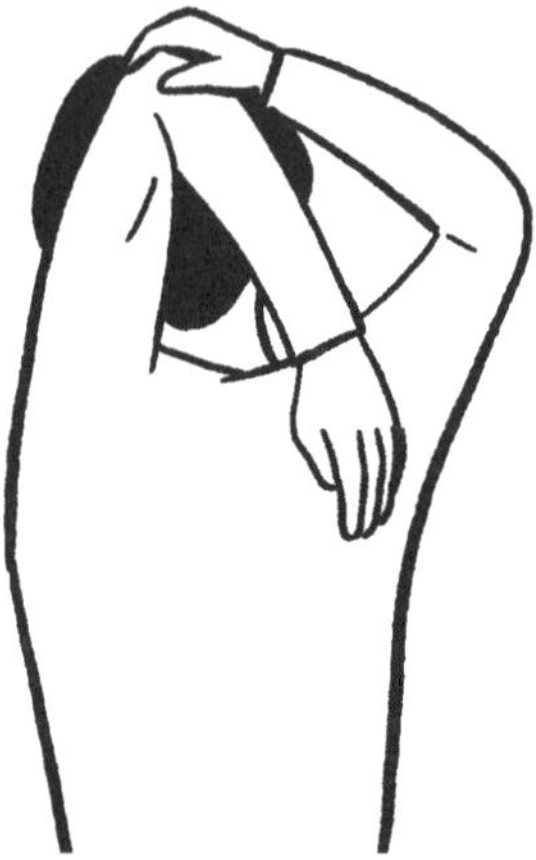

③左右を変えて同じように。左右各10回。

▽**腰背部のストレッチ**

《167ページ図58》

①仰向けになり、両脚を抱えます。

②ゆっくり息を吐きながら、両脚をおなかに引き寄せます。10秒。

〔ポイント〕腰痛を感じる場合は無理のない範囲で行います。硬い床の上でやると、脊椎を痛めるので、マットやタオルの上で行いましょう。頸椎上部に負担がかかるので、顔は上げないこと。

▽**腰背部と体幹側部のストレッチ**

《図75》

図75 腰背部と体幹側部のストレッチ

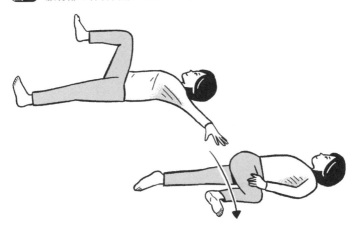

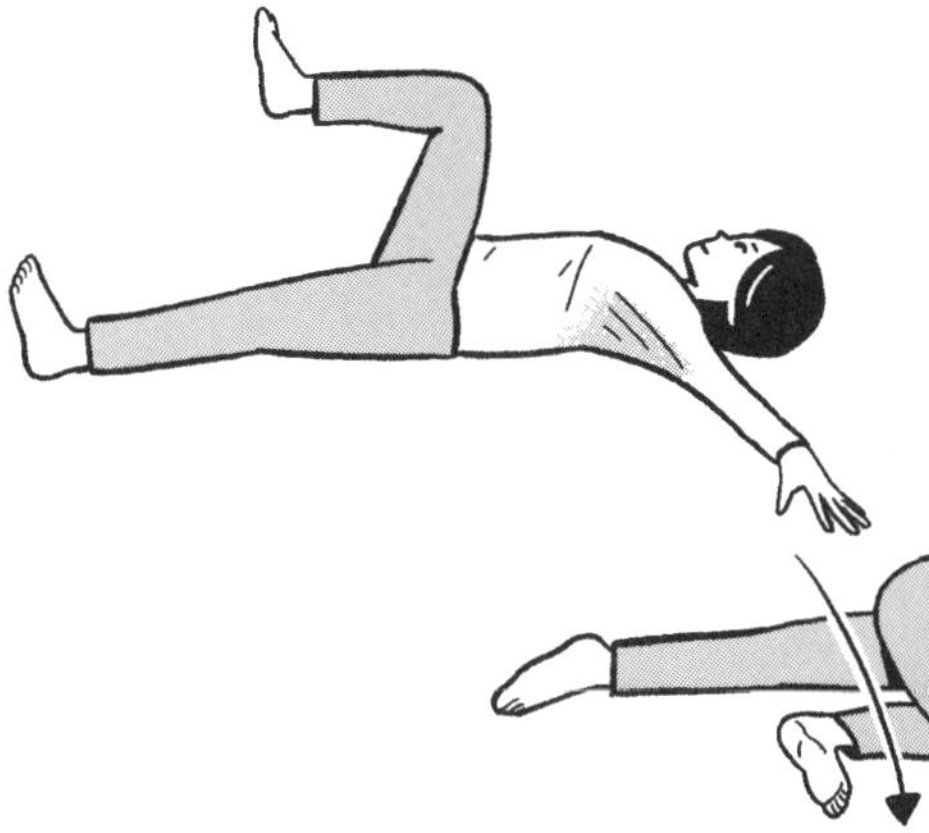

①仰向けになり、両肩を床につけます。
②右ひざを90度に曲げ、息をゆっくり吐きながら左側に倒します。
③左右を変えて同じように。左右各10秒。
〔ポイント〕腰痛を感じる場合は無理にねじらないこと。

▽大腿後面のストレッチ
《181ページ図67》
①長座位になります。
②足首を持ち、おなかと太ももの前面が離れないよう体を前に倒します。
③体をゆっくり起こします。
〔ポイント〕脚を伸ばすとき、太ももと胸が離れないように注意。

図76　股関節内転筋群のストレッチ１

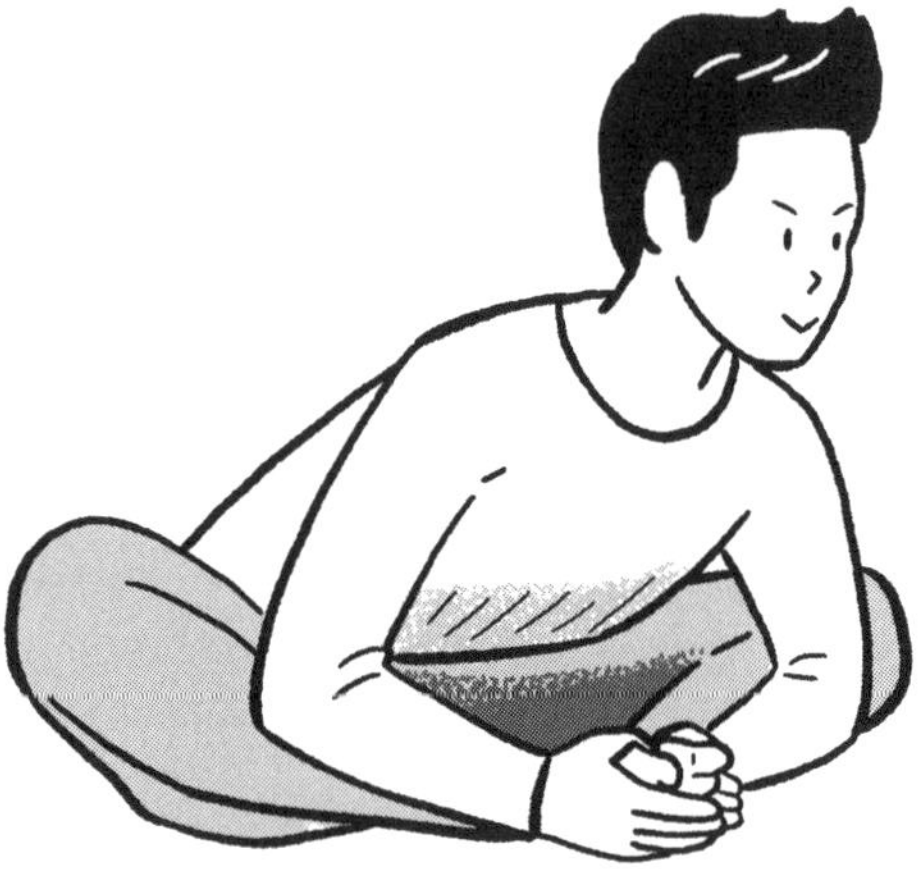

▽**股関節内転筋群のストレッチ１**《図76》

①両ひざを90度に曲げ、足裏を合わせます。

②背中が丸まらないようにゆっくり上体を前に倒します。

〔ポイント〕頭を下げると、背中も丸まるので注意。

▽**股関節内転筋群のストレッチ２**《図77》

①両脚を開き、ひざを伸ばします。

②骨盤を立て、背中を伸ばします。

③全身を脱力。上体を前に倒します。

〔ポイント〕上体を前に倒すとき、骨盤が後ろに傾かないよう注意。

図77 股関節内転筋群のストレッチ２

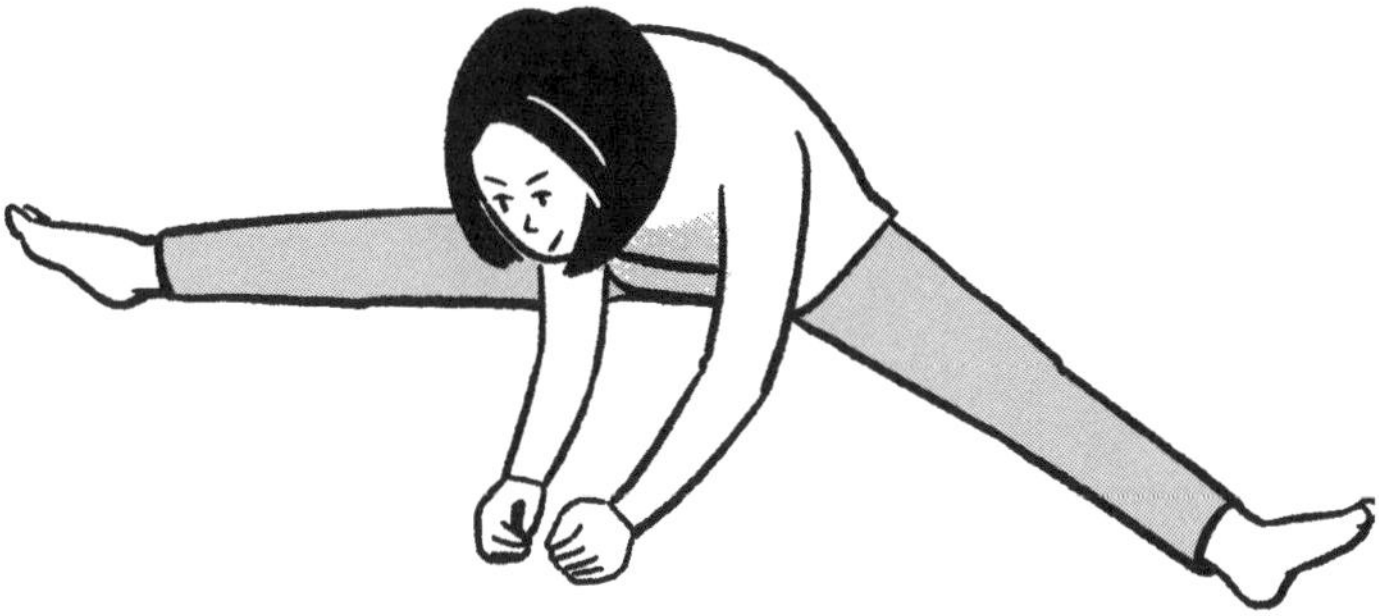

▽**股関節屈筋と膝関節伸筋のストレッチ**

《35ページ図8》

①立ったままの姿勢で左手を壁や椅子につき、両脚を閉じます。

②腰を伸ばし、右殿筋を使い右脚を後方へ引き上げます。

③右手で右足首を持ち、太もも前面の筋肉を伸ばします。

④左右を変えて同じように。左右各10秒間キープ。

〔ポイント〕脚を上げるとき、骨盤を正面に向け腰が反らないよう注意。上げた足のかかととお尻の間隔は５～７㎝あけること。

▽腓腹筋と股関節屈筋のストレッチ《図78》

①立ったままの姿勢で骨盤に手を当て、左脚を1歩前に出します。

②右脚はひざを伸ばし、かかとも下につけます。

③体重を前方に移動して、10秒間キープ。

④左右を変えて同じように。

〔ポイント〕体重を前方に移動するとき、膝関節に重心をかけると負担が加わります。股関節を深く曲げるイメージでお尻と太ももの後面（ハムストリングス）で体重を受け止めるように行いましょう。

図78 腓腹筋と股関節屈筋のストレッチ

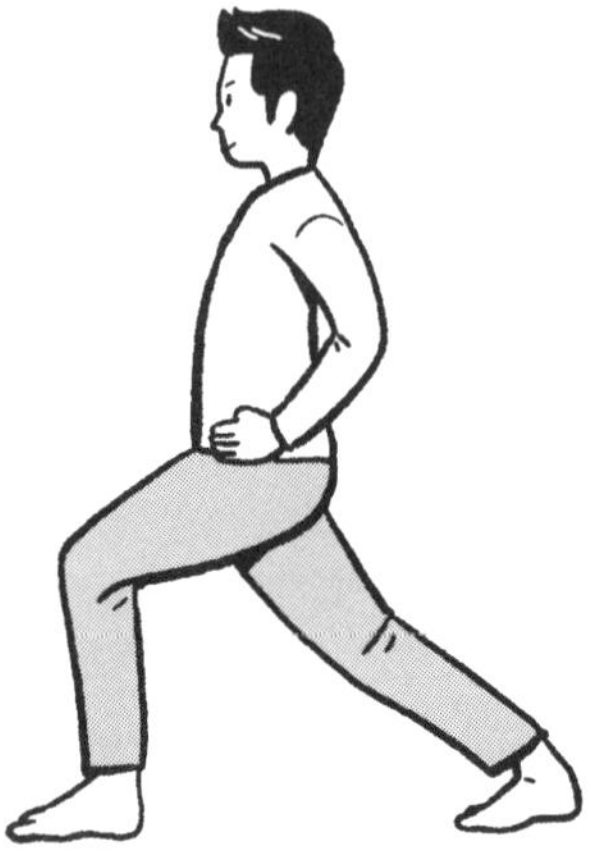

心身をコントロールするヨガ

ヨガとは、サンスクリット語で「つながる」を意味する言葉。心と体、魂がつながっている状態のことをいうそうです。ヨガでは、さまざまな異常を自らがコントロールし修正します。医学的効果は以下の通りです。

・肺活量と呼吸量の著しい増加
・体重減少、肥満解消
・ストレスに対する抵抗力増加
・コレステロールと血糖値の低下
・慢性的で再発をくり返す腰痛の改善
（シヴァーナンダ・ヨーガ・センター編『ヨーガ本質と実践』ガイアブックス刊より）

どんな運動であれ、効果には個人差があります。これは何もヨガに限ったことではありません。ほかのあらゆる運動にも当てはまります。同じことをしても成果が出ないと、個人差で片づけられてしまうことはよくあるものですが、もしかすると、修行や鍛錬が足りないのかもしれません。

ヨガでは呼吸法を重視します。「気」をコントロールすることで心と体を統合するのだそうです。

関節を壊す原因となるヨガのポーズ

ヨガは、「ヨガのポーズ」とよばれるさまざまな「形態」をつくるのも特徴のひとつ。ただ、それらの**ポーズのなかには、関節に不自然な負荷がかかるものも含まれています。**

私の患者さんのひとりが腰痛を改善するためにヨガ教室に通っていたのですが、症状を悪化させて来られたこともありました。

ヨガのポーズには、かなりの種類があるようで、ストレッチ種目と類似するものも少なくありません。次に挙げるのは、関節に不適切な負荷が加わるヨガのポーズです。ひざや腰椎、頸椎などに障害がある人は、これらのポーズはやめておいたほうがいいでしょう。

図79　英雄のポーズ

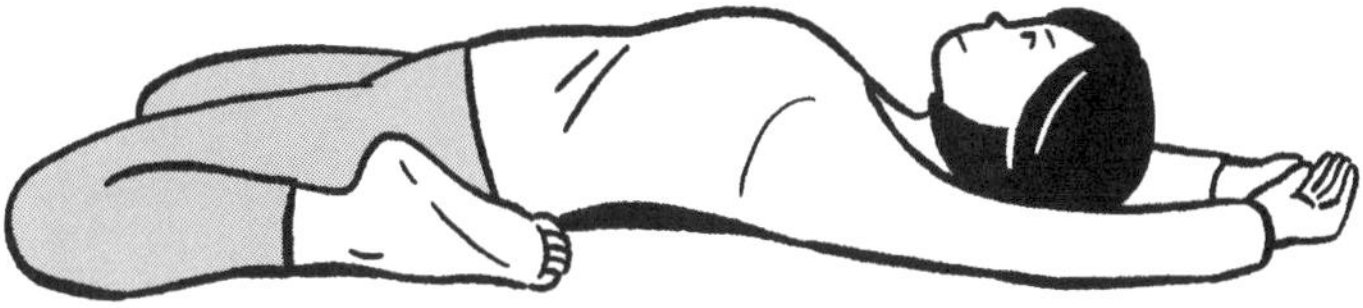

▽仰向けの英雄のポーズ《図79》

形態

仰向けになり、ひざを内側に入れます。

⚠ひざを痛めることになります。

▽かんぬきのポーズ《図80》

形態

①片ひざをつき、反対側の脚は側方へ伸ばします。

②伸ばした脚の側に体を曲げます。

⚠ひざにストレスが加わり、硬い床の上では炎症が起こる場合もあります。このような、ひざを支点にする形態をマットを敷いただけの床で行うのは、関節に対する保護が不十分なため、おすすめできません。

図80 かんぬきのポーズ

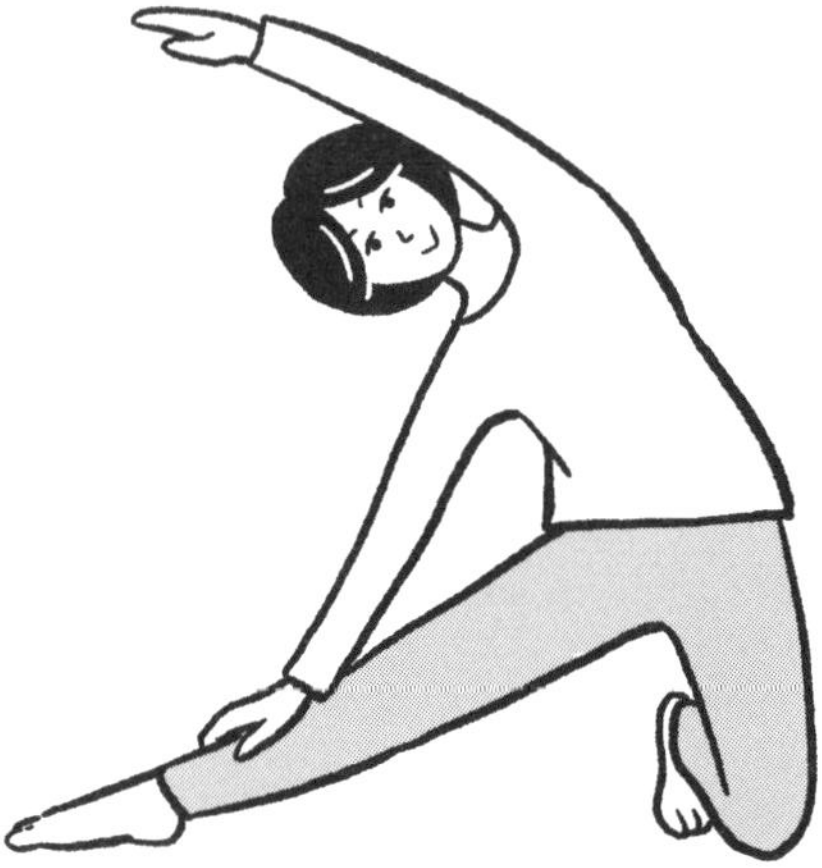

図81 ピラミッドのポーズ

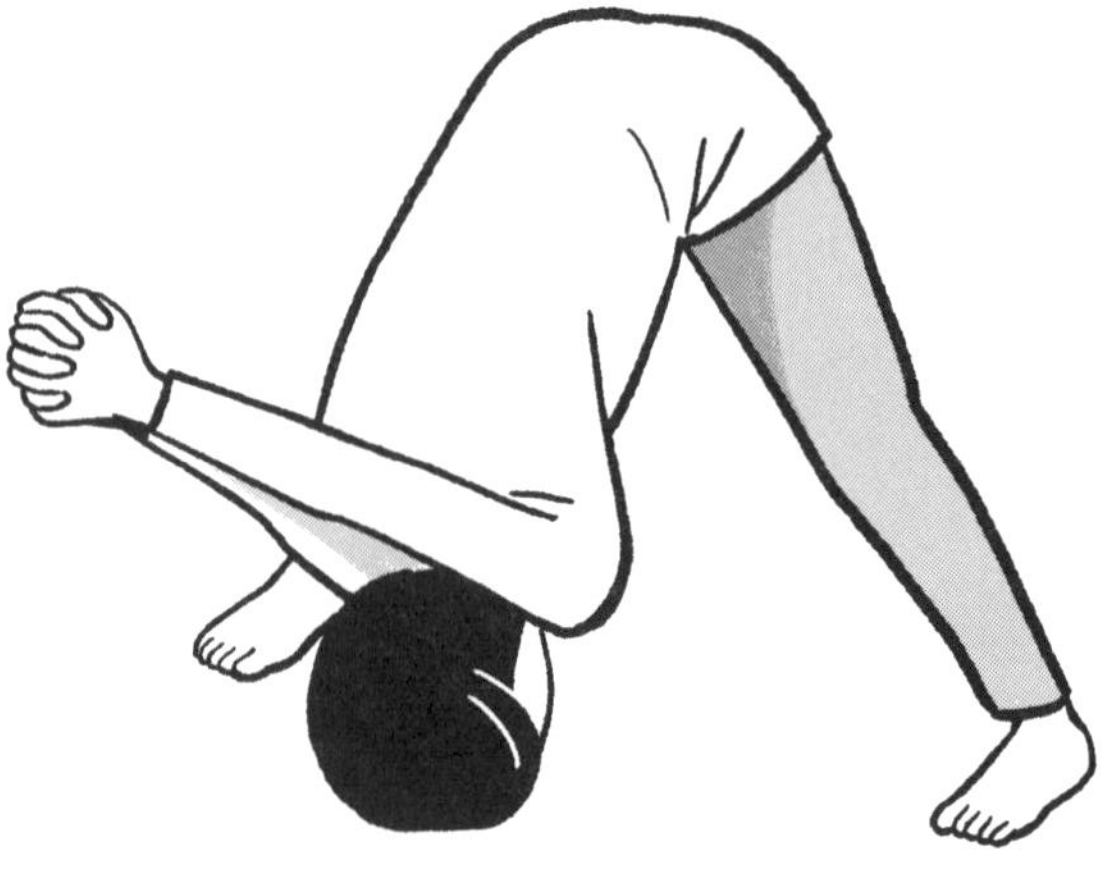

図82 スキのポーズ

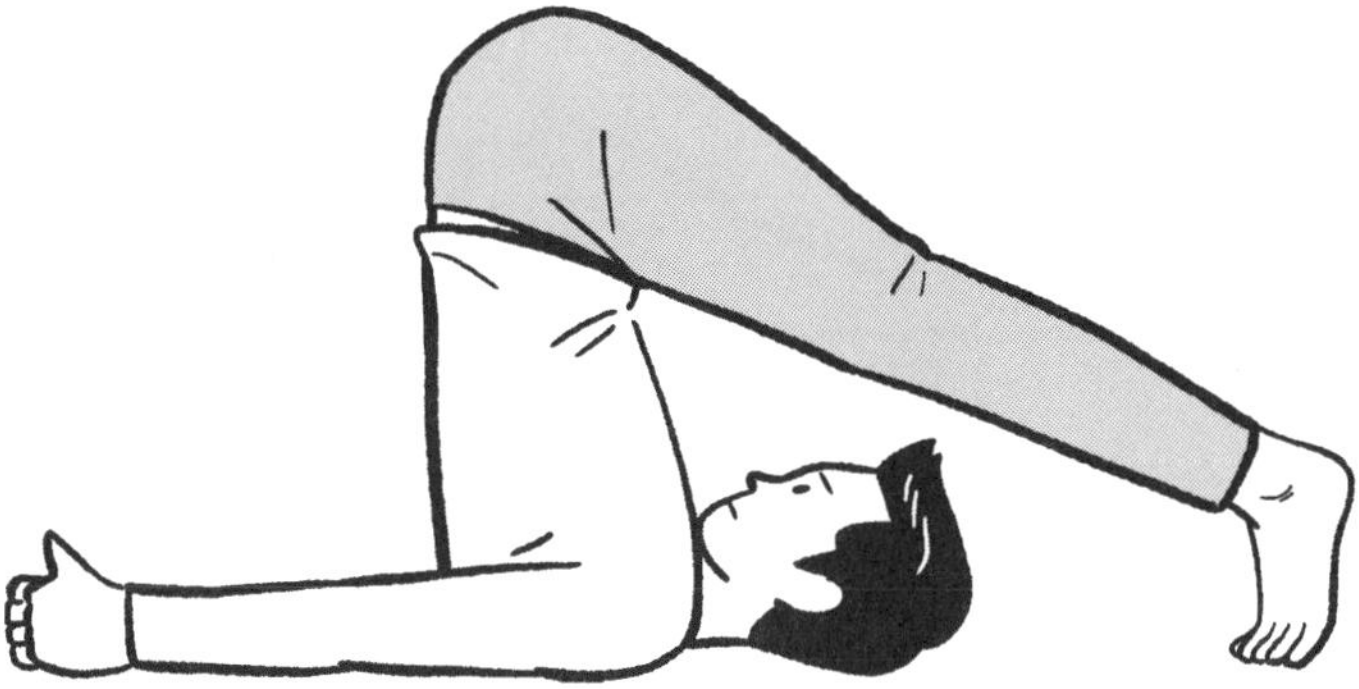

▽ピラミッドのポーズ《図81》

形態

①開脚して、頭と両足の3点支持をつくります。
②体の後ろで腕を組み、バランスを保持。
⚠頸椎と肩関節に不適切なストレスが加わります。

▽スキのポーズ（逆転のポーズ）《図82》

形態

①仰向けになり、体を上に持ち上げます。
②両脚を頭の上に下ろし、床につけます。
③手を組んで両腕を床につけ支持。
⚠頸椎に不適切な負荷が加わります。

図83 弓のポーズ

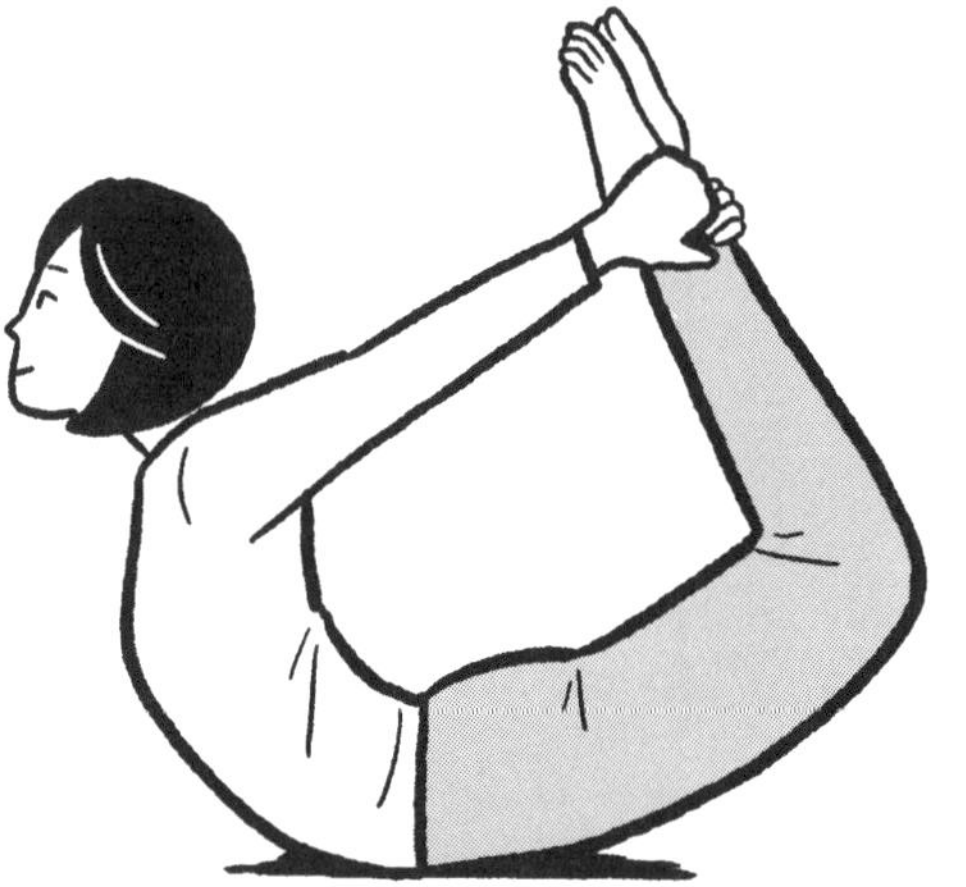

▽弓のポーズ《図83》

形態

①うつ伏せになり両手で足首を持ちます。

②体を反らせます。

⚠腰椎に不適切な負荷が加わります。

▽ラクダのポーズ《図84》

形態

①両ひざをつき、上体を後ろに反らせます。

②足と手を合わせ保持。

⚠脊椎に多大なストレスが加わります。

体の硬い人よりも、むしろ柔らかい（関節がゆるすぎる）人のほうが関節へのストレスが加わりやすいといえます。無理は禁物です。

図84 ラクダのポーズ

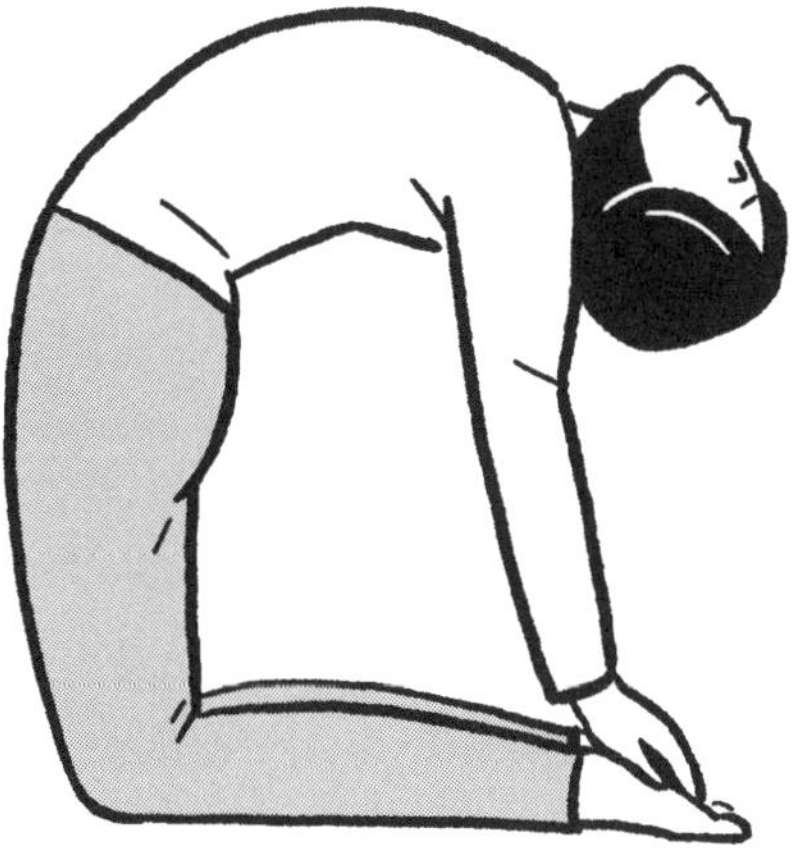

ただ、ヨガのポーズはストレッチの形態より複合的な要素を含んだものも多くあります。ヨガマットにタオルを当てて、ひざや頸椎などの関節へのストレスを軽減すれば、有益な運動になるでしょう。

ピラティスにも、関節によくない負担がかかるポーズがある

ピラティス（正式名称はピラティスメソッド）はストレッチと筋力やバランスの強化を目的としてデザインされたエクササイズ、動作法です。「西洋のヨガ」とよばれることもあります。体幹やインナーマッスルを鍛え、バランスのとれた体づくりを目指しており、おもな効果には次のようなものがあります。

・骨盤のゆがみの改善：インナーマッスルを強化し、骨盤の歪みを矯正します。
・姿勢の改善：左右の筋肉のバランスを整えます。
・ストレス解消：胸式呼吸により体を活性化。
・ダイエット効果：筋力量を増やし新陳代謝を促進します。

しかし、ヨガと同じように、**ピラティスも床の上でのマット運動です。エクササイズによっては関節に不適切な負担がかかることがあります。**たとえば、次に示すエクササイズです。

▽キャットバック《図85》

動作 四つんばいになり、背中を丸め、伸ばす動作をくり返します。

⚠膝関節が支点になるため、炎症を起こす可能性があります。また、左右の手を内側に向け「ハの字」形にしないと、手関節に負担が加わります。

図85　キャットバック

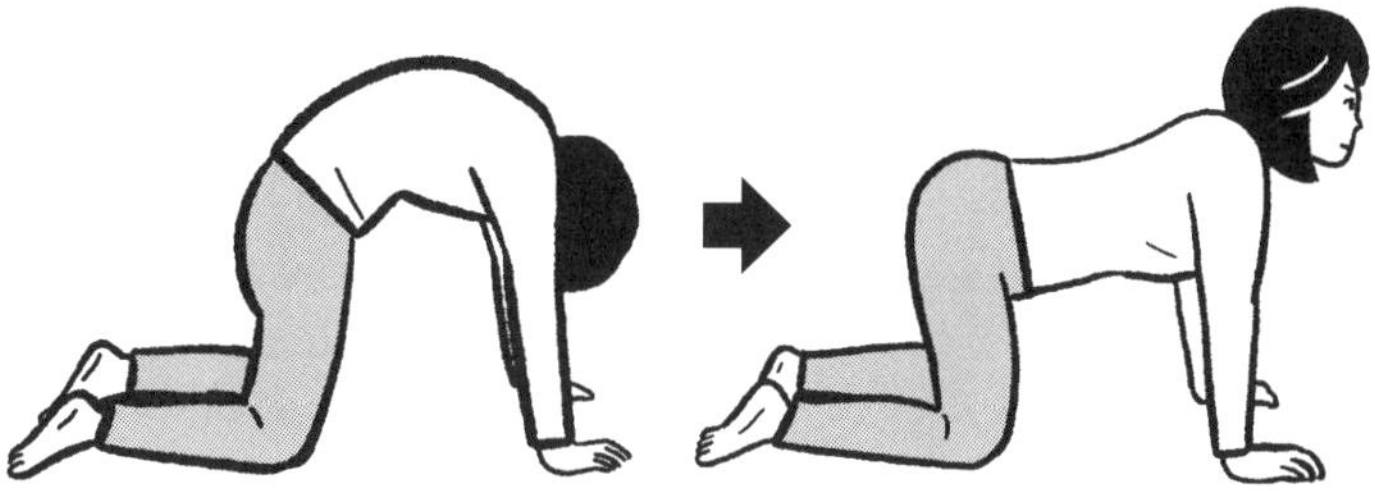

▽ロールオーバー《図86》

動作

仰向けになり腰を引き上げます。

⚠頸椎に高い負荷がかかります。脊椎のなかでも頸椎から胸椎移行部はもっとも弱い部分。そこに体重がかかってしまうのです。

▽アブドミナルカール《図87》

動作

①仰向けになりひざを曲げ、両手を頭の後ろに当てます。

②ゆっくり息を吐きながら上体を持ち上げ、元の位置に戻します。

⚠頸椎上部に負荷がかかります。腹筋がつ

図86 ロールオーバー

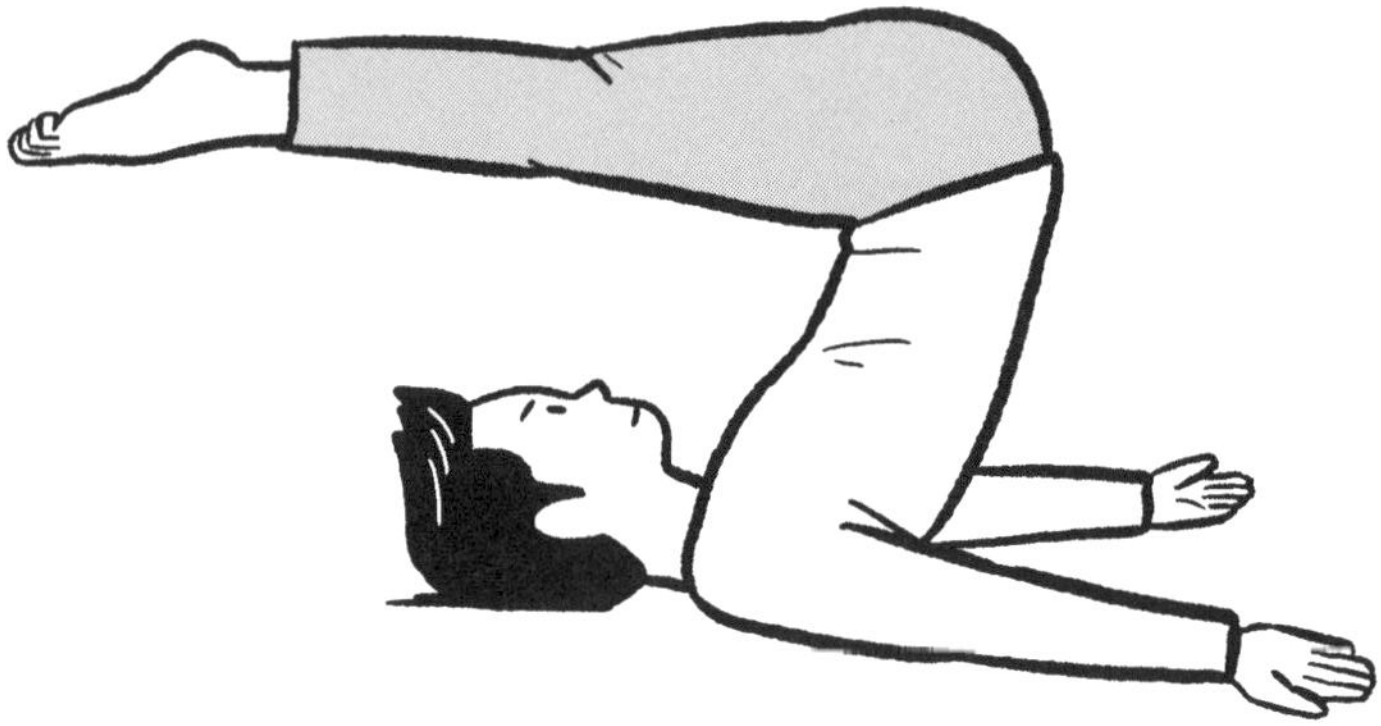

図87 アブドミナルカール

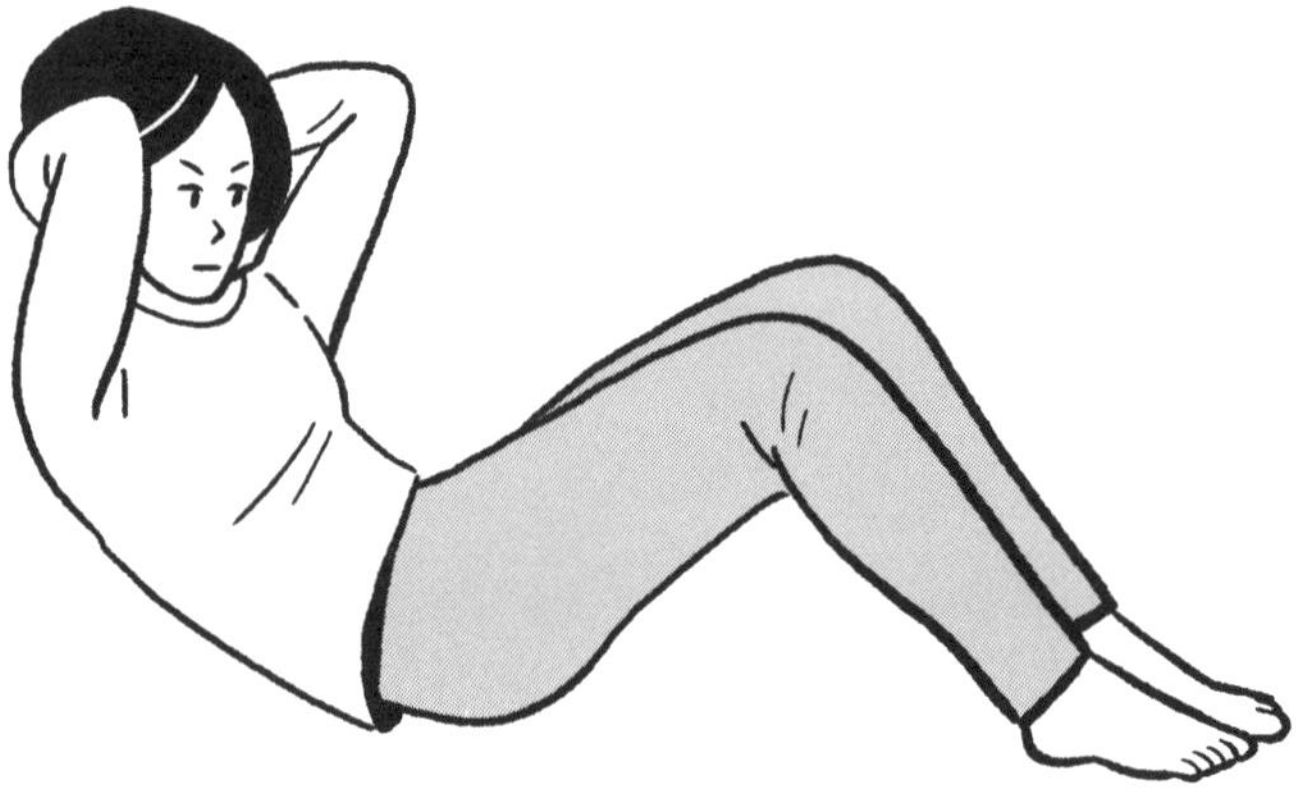

図88 ペルビックカール

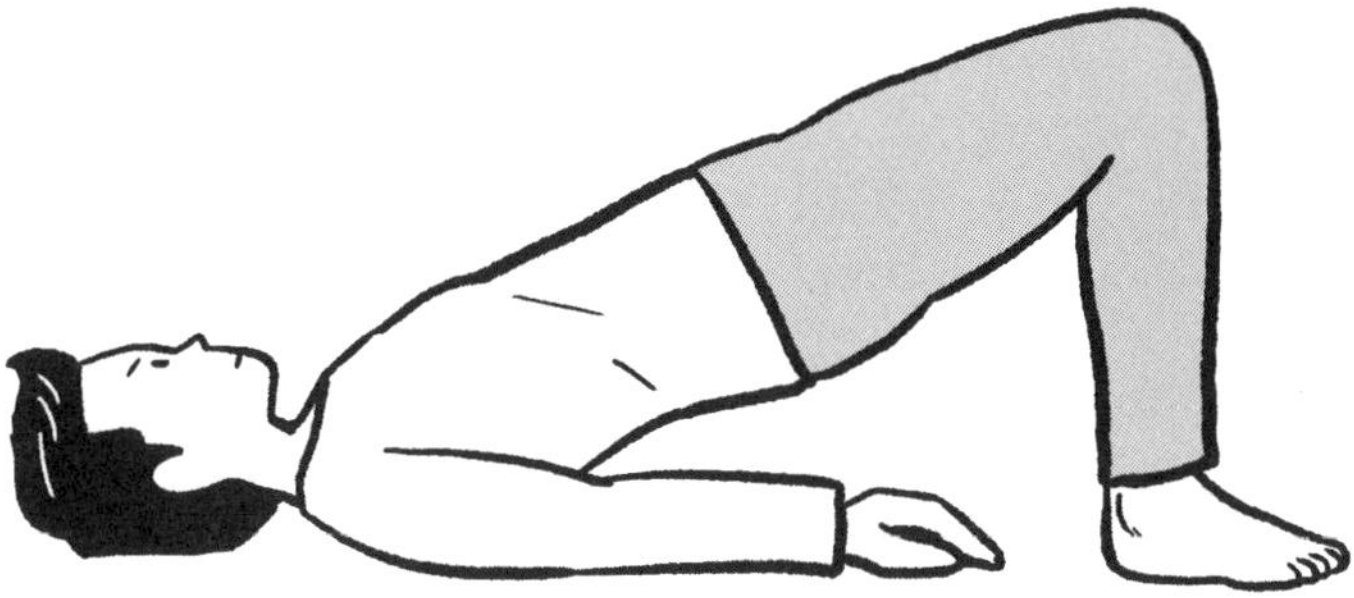

らくなると腕で頭を引き上げるため、頸椎にはさらに負担が加わります。

▽**ペルビックカール**《図88》

動作

仰向けになり、腰を上げて下ろします。

⚠頸椎を支点として腰を高く上げると、双方に負担がかかります。

第6章

関節を壊すやってはいけないトレーニング法とその対策

1、腰を痛めるトレーニング法とその対策

⑴デッドリフト〔トレーニング部位：ハムストリングス、大殿筋、脊柱起立筋〕

デッドリフトは、ベンチプレスやスクワットとあわせて筋力トレーニングのビッグ3とよばれています。とくに下半身と背筋を強化する運動法で、ハムストリングス、大殿筋、脊柱起立筋といった部位に効果があります。

プロ選手はもちろん、学生や一般のトレーニー（ジムで鍛錬している人）もよく行う種目です。しかし、脊椎を痛め、ぎっくり腰の原因になる確率が非常に高いリスクもあります。

姿勢が悪い人の場合、「背筋が弱いから」という理由でデッドリフトをプログラミングされるケースがよくあります。しかし、これはいかがなものでしょうか。

背筋が強くても猫背の人は大勢います。それに猫背が治って姿勢がよくなっても、今度はデッドリフトの影響で腰痛持ちになるのでは本末転倒でしょう。

デッドリフトは複合的な運動なので、各種スポーツにおけるベースの運動種目として行

われることもあります。しかし、「背筋を鍛える」ことをイメージすると、背中や腰が丸まり腰椎に不適切な負担がかかります。そのため、脊椎を痛めたり、ぎっくり腰を起こすことになるのです。

なかにはこんなことを言う指導者もいます。

「腰痛がある人こそデッドリフトをやるべきだ。周辺の筋肉を鍛え腰痛をカバーできるから」

なるほど、一理ありそうな気もします。

しかし私の持論としては、**一般の人がデッドリフトをやる必要は一切ありません**。というのも、この種目は股関節の曲げ伸ばし運動を含んでいます。ひざを中心とした運動になれば、膝関節への負担もかかります。

また、私の臨床経験上、デッドリフトで強化されるべきハムストリングスや大殿筋、脊柱起立筋には「左右の筋力差」があります（もちろん、個人差はあります）。左右のどちらかの筋力が強く、一方は弱いのです。

そしてデッドリフトで持ち上げるとき、もしくは下ろす際に、筋力の左右差がもとでぎっくり腰が起こります。どんなに完璧なフォームのつもりでも、人間のあらゆる動作には必ず誤差が生じるもの。こうした動作の誤差＝動作の順序によって、あなたの脊椎や腰部周辺の筋肉や靭帯が破壊されてしまうのです。

そうした破壊が起こる頻度が比較的高いのは、意外に思われる方もいるかもしれませんが、トレーニングに慣れてきた中級レベルのトレーニーたちです。

初心者の場合、フォームを意識して負荷も軽い状態でトレーニングに臨みます。一方、中級者になると、バーベルの重量も増えてきます。また継続してデッドリフトに取り組んでいる人は、関節や筋肉へのストレスが少しずつ蓄積されています。その結果、ある日突然腰を痛めることになるのです。

扱っている重量にもよりますが、ケガをすれば、３日は動けない状態になるでしょう。腰痛は一度起こしてしまうと、そのあとが大変。症状は非常に不安定で、「治った」と思うころにまた襲ってきます。災害と一緒です。

不幸にも腰を痛めてしまった方は、そのときに受けた痛みを肝に銘じて下さい。日頃から姿勢やトレーニング方法には十分に気をつけていきましょう。日常生活の動作にもデッドリフトに近いものはあります。上体を前傾するときは、腰を丸めないように注意して下さい。

やり方

①バーベルのバーに近い位置に立ちます。
②足幅は骨盤幅ほど。つま先は前を向けます。
③股関節と膝関節を曲げ、上体を45度前傾させます。
④背中を伸ばし、股関節を深く曲げ、お尻を後方に突き出すように腰を落とします。
⑤目線は前に置き、バーは肩幅より少し広めに握ります。
⑥腰を丸めずひざを伸ばし、ひざの高さまで持ち上げます。
⑦股関節を伸ばし、上体を起こします。
⑧股関節と膝関節を伸ばした状態がフィニッシュ。
⑨バーベルを元の位置に戻します。
⑩背中を伸ばした状態をキープ。
⑪お尻を後方に突き出し、バーベルを下ろします。
⑫バーベルがひざを通過すると同時にひざをゆるませ、バーベルを床に下ろします。

どうしてもこのトレーニングを「やりたい」という人は、脊柱起立筋や殿筋、ハムストリングスの左右の筋力差や柔軟性を整えてから取り組むべきでしょう。

強靱な筋力や筋肉がつくまえに、あなたの関節や筋肉が破壊されることがないように、重量制限も必要です。バーベルは、せいぜい自分の体重程度の重さにとどめておくこと。

関節にやさしい背筋運動

①仰向けになります。
②ゆっくり息を吐きながら、背中を床に押しつけるよう力を入れます。15回×2セット。

(2) V字シットアップ（類似エクササイズ含む）〔トレーニング部位：股関節屈筋〕

「腹筋」強化によく行われるエクササイズです（図89参照）。しかし、実際に作用しているのは、股関節屈筋がおもです。もし、この種目を腹筋強化目的で取り入れているのなら、今日から外すべきです。

このトレーニングをやると、腰仙移行部に不適切な負荷がかかり、脊椎を痛めることがあります。成長期の子どもたちには絶対にさせてはいけません。

やり方

①仰向けになります。
②上体と両脚を同時に上げます。
③両手でつま先をタッチ。
④ゆっくりと元の位置に戻します。

図89　V字シットアップ

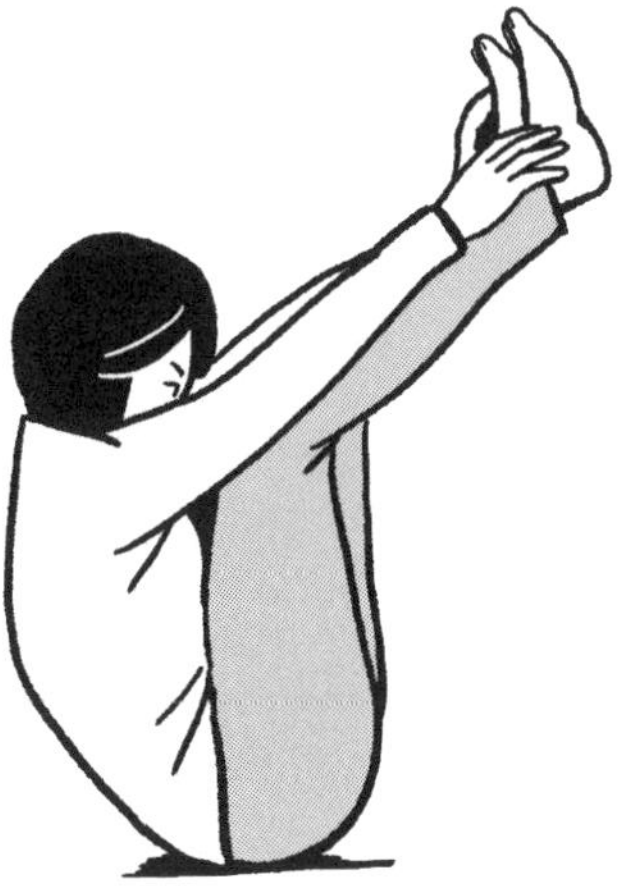

関節にやさしい腹筋運動

①仰向けか座った姿勢でおなかに両手を当てます。
②ゆっくり息を吐きながら、おなかをしっかりへこませます。
③続いてゆっくり息を吸いながら、おなかを膨らませます。15回×2セット。

(3)スクワット〔トレーニング部位：大腿四頭筋、大殿筋、脊柱起立筋〕

筋トレビッグ3の2種目。スクワットには「キング・オブ・トレーニング」という異名があります。あらゆるスポーツ種目の基本運動といっていいでしょう。

しかし、フォームや負荷が適切でなければ、脊椎や膝関節にストレスがかかってきます。とくにひざを完全に曲げるフルスクワット運動は、動作の終盤で骨盤が後ろに傾きます。そのため、腰椎へのストレスは多大なものになります。

体を持ち上げる際も、背中が丸まれば脊椎に負担がかかります。ひざを曲げるとき、つま先よりもひざが前方に出た場合は膝関節に負担がかかります。そこでひざをつま先の方向に向けないと、さらに関節や靭帯を痛めることになるでしょう。

腰を痛めたことのある人は、スクワット運動はやめて、レッグプレスに切り換えることをおすすめします。

スクワット運動は自重でゆっくりやるのが効果的です。どうしても負荷をかけたい場合は100kg以内にとどめておきましょう。なぜなら、**ビッグ3種目には「重量の誘惑」がつきまとう**からです。「重量の誘惑」というのは、トレーニングを続けていくうちに負荷を増量する感覚が麻痺していき、やがて、つい無理をするようになってしまうこと。無理がたたり、関節や筋肉、靱帯などを痛めることなどがないようにしましょう。

やり方

①バーベルを頸の後ろで担ぎます。
②両脚を肩幅よりやや広く開き、つま先をやや外側に向けます。
③背中を伸ばし、お尻を後方に軽く突き出します。
④おなかを膨らませ丹田を意識しながら、ゆっくり腰を下ろします。
⑤顔を上げ、背中が丸まるのを防ぎます。
⑥お尻と床が平行の高さになるまで下ろしたら、ゆっくり立ち上がります。
⑦足関節の硬い人はかかとに板かプレートを挟んでやるといいでしょう。8〜12回×3セット。

関節にやさしい自重スクワット《図90》

①肩幅より広く脚を開いて立ちます。
②両手を前方に肩の高さまで上げます。

③おなかを膨らませて丹田を意識しながら、お尻を後方に突き出します。
④つま先と同じ方向にひざをゆるませ、４秒かけて腰をゆっくり下ろします。
⑤お尻と床が平行になったら、３秒かけてゆっくり立ち上がります。

図90　関節にやさしい自重スクワット

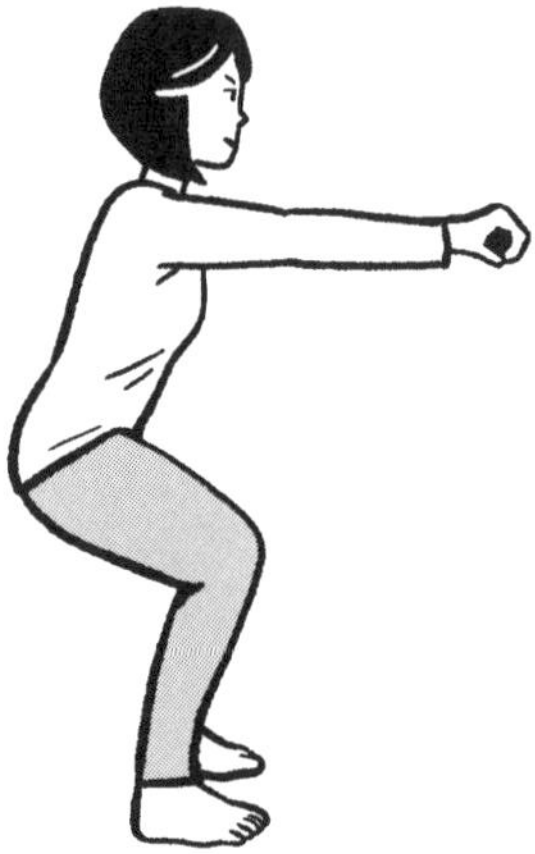

(4)フィットネスバイク〔トレーニング部位：大腿四頭筋、下腿三頭筋、ハムストリングス〕

フィットネスバイクは、いまやスポーツジムだけでなく家庭にも普及しています。手頃にできる有酸素運動といっていいでしょう。

有酸素運動とは、酸素を取り入れながら脂肪をエネルギーとして燃焼させる運動のこと。このトレーニングでは、私たちの筋肉の約70％を占める脚の筋肉（大腿四頭筋、ハムストリングス）を重点的に動かします。

図91　関節にやさしいフィットネスバイク運動法

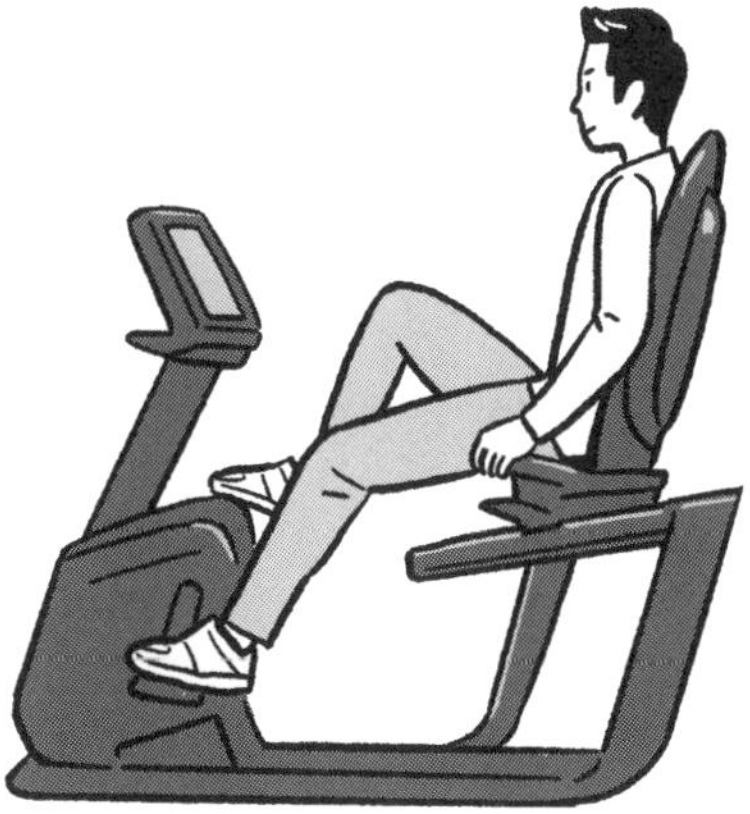

関節への負担が少ないことから、リハビリテーションにおいても早期から取り入れられていますが、座った姿勢での長時間の負荷運動は腰部にストレスがかかります。ペダルをこぐ運動も、左右の脚を均等に使うことは難しく、筋力差が生じます。

関節にやさしいフィットネスバイク運動法《図91》

①ペダルをこぐ姿勢は背中を丸めないよう骨盤を立てて行いましょう。
②1回の運動時間は20分までとして、さらに腰へのストレスを分散させるために5分間歩きます（その場足踏みでもよい）。
③ペダルをこぐ際は左右の脚をなるべくバランスよく使うようにします。

(5)シーテッドプレス〔トレーニング部位：三角筋、上腕三頭筋〕

第2章でも述べた通り、立った姿勢より座った姿勢のほうが、腰椎にかかる負担は強くなります（82ページ参照）。そのため、座ったまま行う負荷運動は腰椎を痛めることにつながります。

【シーテッドによる運動種目】
・シーテッドバーベル（ダンベル）プレス……トレーニング部位：三角筋、上腕三頭筋
・シーテッドショルダープレス（各種マシーン）……トレーニング部位：三角筋、上腕三頭筋
・シーテッドフレンチプレス……トレーニング部位：上腕三頭筋
・インクラインバーベル（ダンベル）プレス……トレーニング部位：大胸筋上部、三角筋、上腕三頭筋

関節にやさしいトレーニング

腰椎への負担を軽減するため、立った姿勢でダンベルを使用してサイドレイズを行います。

①立った姿勢で骨盤幅に両脚を開きます。
②おもりを両手に持ち、肩の高さまで左右に上げます。
③ゆっくり元の位置に戻します。12回×２〜３セット。

2、肩・ひじを痛めるトレーニング法とその対策

(1)ベンチプレス〔トレーニング部位：大胸筋、上腕三頭筋、三角筋前部〕

ベンチプレスもビッグ3種目のひとつ。しかしバーベルなどのフリーウェイトでは死亡事故まで起きているほどの、危険な種目です。

一方で、大胸筋という胸板を厚くする作用があり、見栄えもよくなることから人気のある種目でもあります。

テニス、野球、バドミントン、バレーボールなどのスローイング種目では、大胸筋が強くなりすぎると、肩が前方に移動し、パフォーマンスの低下を招きます。このことから、これらの種目の選手たちには、最近ではベンチプレスは敬遠されるようになりました。

また、大胸筋や広背筋のようなアウターマッスルが強くなり、ローテーターカフのよう

なインナーマッスルが強化されないと、肩関節の障害を起こす要因にもなります。

　死亡事故の事例もあります。ひとりでフリーウェイトのベンチプレスをしていたとき、潰れてバーベルが頸部を圧迫したのです。**ベンチプレスでは必ずパートナーをつけること。**これは原則です。

　フリーウェイトで持ち上げるときには、左右均等にバランスよくを心がけましょう。そうしないと、肩関節を痛めます。手首が大きく反れたり、ひじがバーの真下に位置していなかったりすると、大きなストレスが加わります。手や肘関節の故障につながるので、注意しましょう。

やり方

①仰向けになり、肩幅より広く（ひじを曲げた際に90度になるよう）バーを握ります。
②バーを握るとき、手首が反らないよう親指と人差し指の中間部分に当てます。
③両腕を伸ばして構え、ゆっくり胸の中央部へ下ろします。
④反動をつけず、ゆっくり腕を伸ばして元の位置に戻します。8～12回×３セット。

スローイング種目のスポーツをしている人は、大胸筋を肥大させる必要はありません。的確な動作で大胸筋をストレッチするイメージで動かすだけでいいのです。

軽い負荷で15～20回を1～2セット行えば十分。もし、100kg以上のベンチプレスをしようものなら、肩の故障を心配しなければなりません。

(2)プランク（類似エクササイズ含む）〔トレーニング部位：腹直筋、腹横筋、腹斜筋〕

「体幹トレーニング」として定着した腹筋を鍛えるエクササイズ。重力を利用し、器具を使わずどこでもできる運動として人気があります。

しかし、ひじを90度に曲げて体を支持するプランクでは、支点になっているひじや肩関節には不適切な負担がかかります。疲れてきて骨盤が下がってくると、腰椎にも負担がかかります。

学生が床やコンクリートの上に薄いマットなどを敷いてプランクをしているのをよく見かけますが、これでは、ひじや肩関節へのストレスはさらに増加するだけです。

ひじや肩関節を痛めている人はこの種目をやらないようにして下さい。ひじを伸ばして行う場合、手を内側に向け「ハの字」形にしないと、手関節にストレスが加わります。

図92　ひじを曲げて行うプランク

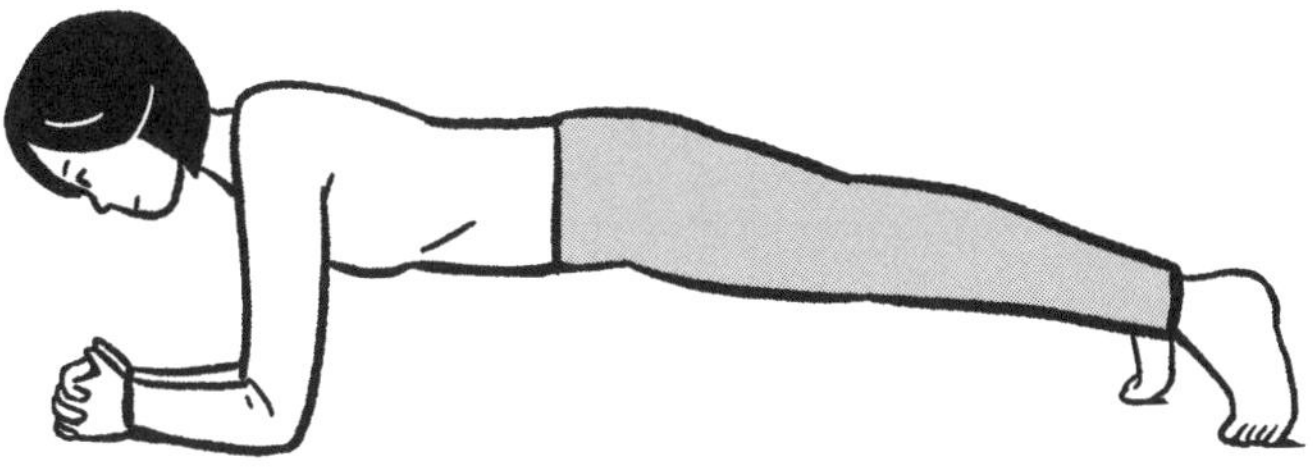

やり方（ひじを曲げる場合）《図92》

①うつ伏せになり、両ひじを90度に曲げます。
②両足を少し広げ、お尻を持ち上げます。
③頭、肩、腰、ひざ、かかとの位置が一直線になるように、おなかに力を入れてキープ。

関節にやさしいトレーニング

ひじを守るためには、クッション性のあるものを前腕部に当てます。保持時間は30秒持続すれば十分。長くても60秒以内にとどめましょう。

(3)ラットプルダウン〔トレーニング部位：広背筋、大円筋、上腕二頭筋〕

懸垂《けんすい》（チンニング）運動が、手軽に負荷を

変えてできるマシントレーニングです。各運動施設にも普及し、幅広い層の人がやっているようです。

通常はバーを上体の前面（胸）に引き寄せる運動ですが、背中により刺激を加える場合はビハインドネック（頸の後ろ）で行います。

しかし、肩関節の柔らかい人（とくに女性）だと、背中の肩甲骨までバーを引き寄せるときがあります。このようなとき、肩関節に不適切な負担が生じることになってしまうのです。

やり方

①シートに座り、上体をやや後ろに傾けてバーを握ります。

②両ひじを外側から体側に引き付けるようにしながら、鎖骨のあたりに来るようにバーを引き寄せます。

③ゆっくりと開始姿勢に戻します。

関節にやさしいトレーニング

肩に負担をかけないためには、頸の後ろではなく胸に引き寄せるように行います。

3、ひざを痛めるトレーニング法とその対策

(1)レッグエクステンション〔トレーニング部位：大腿四頭筋〕

太ももの前面にある大腿四頭筋を強化するマシン運動（図93参照）。リハビリテーション施設やフィットネスジムなどでよく行われています。

この運動では、抵抗が脛骨の膝関節から離れた位置に前方からかかります。その結果、脛骨が前方にずれ、前十字靱帯に強い負荷がかかります。

私がリハビリテーションセンターで指導をしていたときのことです。サッカー選手がこの運動に連日励んでいましたが、術後の経過が思わしくないというのです。マシンでのレッグエクステンションからレッグプレスに変更したところ、体調不良は改善されました。

この運動で負荷がかかるのは術後のひざだけではありません。健全なひざの人でも同じ

図93　レッグエクステンション

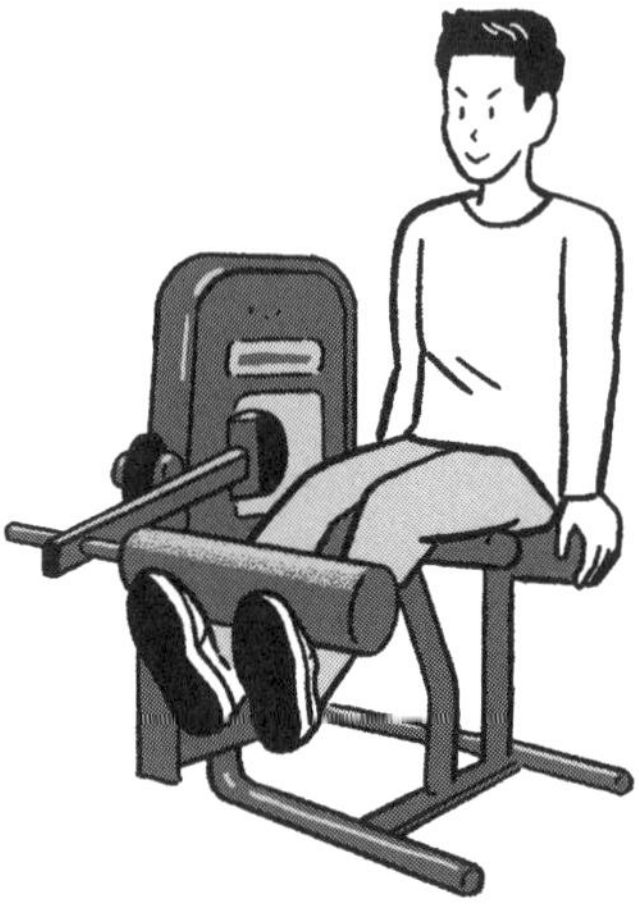

です。負荷がかかるパットの位置を変えられないマシンであれば、やめておいたほうがいいでしょう。

関節にやさしいトレーニング

座った姿勢になり、自重でゆっくりひざの曲げ伸ばし運動を行います。負荷をかけたい場合はレッグプレスを行いましょう。

(2) レッグカール〔トレーニング部位：ハムストリングス〕

太ももの後面にあるハムストリングスを強化するマシン運動。機種によって座ってやるものと、うつ伏せでやるものがあります。

レッグエクステンションと同じように、負荷のかかるパット部分が脛骨の膝関節から離れた位置では、関節や靱帯にストレスが加わります。

関節にやさしいトレーニング

パット位置を変えられるようなら、下ももの中央に当たるようにしましょう。

(3)フロントランジ〔トレーニング部位：大腿四頭筋、大殿筋〕

脚力を向上させる運動。片脚で体重を支えるので、膝関節への負担は強くなります。適切なフォームでやれば、素晴らしい効果も期待できますが、ひざを曲げるとき、前方へ重心が移動すると、ひざを痛める要因となります。

やり方（自重で行う場合）

①肩幅に足を開き、腰に手を当てます。
②右脚を1歩前に踏み出し、腰をゆっくり下ろします。
③ひざ、股関節を90度まで曲げたら、ゆっくり上がります。
④同じ動作を10回くり返したら、左右を変え同じように。

ひざを曲げる際には、ステップしたつま先よりもひざが前方に出ないように行います。

コツっとひと息！

外反母趾と浮き指

外反母趾になると、足の親指の付け根の関節が人差し指のほうに「くの字」に曲がってしまいます。親指の角度が20度以上曲がると、外反母趾です。

重症になると、親指の付け根の関節が脱臼し、手術が必要になることもあります。とくに初期の変形が始まると、落ち着くまでの期間が短いため、日頃から親指の角度に注意を払うことが大切。いま、変形が起こっていない方も、日頃から足の指を動かしておきましょう。グーパー体操などがおすすめです。

外反母趾を防ぐには、足指の筋力を低下させないことです。履物には細心の注意を払い、ファッション性よりも、あなたの足の形に合ったものを選ぶこと。

靴が大きすぎると、なかで足に「遊び」ができます。浮き指の原因になるので、足の周径（E、2Eなど）に合った靴を選びましょう。

浮き指というのは、文字通り足の指が地面についていない状態のこと。歩いているとき、私たちは指の付け根部分を支点にしているため、浮き指になると、指の筋力はさらに低下することになります。足裏のアーチ構造も崩れ、重心ラインもかかとに交代。下からのストレスが上へと伝わり、各関節痛の原因にもなります。

浮き指かどうかは、足形を取ればうつらない指が出るので、一目瞭然。自分でできるチェック法には次のようなものがあります。

・足の親指が90度以上、甲側に反る。
・足裏の指の付け根付近が硬くなっている。
・足指が丸まっている。

これらに当てはまるものがある人は「足関節のリカバリー法と支持力強化法」（30ページ～）を行いましょう。

著者略歴

1966年、東京都に生まれる。「プチ筋ダイエット」考案者。「もどし体操」考案者。整形外科、内科、リハビリテーションセンターなど常に医療の最前線で運動療法を指導。心のこもった熱い指導には定評がある。また、度々渡米して最新のコンディショニング法をアレンジして日本に導入。2005年 その集大成となる「もどし体操」を発表。2006年「もどし体操友の会」を結成。〝医療に頼らない体〟作りを実践し大きな成果をあげている。

著書には『皮膚を動かせば健康になる』『「もどし運動」で疲れないカラダをつくる』（以上、草思社）、『スコアアップの極意』（創英社／三省堂書店）などがある。

図《ず》解《かい》カラダを痛《いた》めない関節《かんせつ》・皮《ひ》膚《ふ》体操《たいそう》
その運動《うんどう》・生活習慣《せいかつしゅうかん》が関節《かんせつ》を壊《こわ》している！

二〇二〇年一〇月一四日　第一刷発行

著者　宮田《みやた》トオル
イラスト　前田《まえだ》はんきち・寺崎愛《てらさきあい》
発行者　古屋信吾
発行所　株式会社さくら舎　http://www.sakurasha.com
東京都千代田区富士見一―二―一一　〒一〇二―〇〇七一
電話　営業　〇三―五二一一―六五三三　FAX　〇三―五二一一―六四八一
編集　〇三―五二一一―六四八〇　振替　〇〇一九〇―八―四〇二〇六〇
装丁　石間　淳
本文デザイン・組版　株式会社システムタンク（白石知美）
印刷・製本　中央精版印刷株式会社

ISBN978-4-86581-265-7